"你应该知道的医学常识"大型医学知识普及系列

总主编　舒志军
　　　　周　铭
主　编　霍莉莉

教你认识儿童治未病
——反复呼吸道感染

U0305607

科 学 出 版 社

北 京

内 容 简 介

"治未病"是《黄帝内经》提出的养生防病策略，目的是让人不生病，即使生病也是少生病、生轻病、没有并发症，并且早痊愈、少复发。

本书贯彻"治未病"的思想，从反复呼吸道感染的发现与甄别，到反复呼吸道感染的诊断与治疗，再到反复呼吸道感染的防止复发，一步一步让读者明白什么情况下可以及时介入，遏制反复呼吸道感染的发生，实现未病先防，防微杜渐；什么情况下需要进行系统治疗，实现既病防变，防止恶化；反复呼吸道感染临床痊愈后，家长可以给予什么帮助，实现瘥后防复，巩固疗效。

本书从家长、医护工作者等多视角介绍反复呼吸道感染的相关知识，适合反复呼吸道感染患儿家长及基层医护工作者阅读，以便明确不同角色在反复呼吸道感染的防治过程中可以做什么、怎么做。

图书在版编目(CIP)数据

教你认识儿童治未病：反复呼吸道感染/霍莉莉主编.
—北京：科学出版社，2018.1
("你应该知道的医学常识"大型医学知识普及系列/舒志军，周铭主编)
ISBN 978-7-03-054175-8

Ⅰ.①教… Ⅱ.①霍… Ⅲ.①中医儿科学-预防医学②小儿疾病-呼吸系统疾病-中医治疗法 Ⅳ.①R272

中国版本图书馆 CIP 数据核字(2017)第 199458 号

责任编辑：闵　捷
责任印制：谭宏宇/封面设计：殷　靓

科 学 出 版 社 出版
北京东黄城根北街 16 号
邮政编码：100717
http://www.sciencep.com

上海蓝鹰印务有限公司排版
上海万卷印刷股份有限公司
科学出版社发行　各地新华书店经销

＊

2018 年 1 月第　一　版　开本：A5(890×1240)
2018 年 1 月第一次印刷　印张：2
字数：47 000

定价：20.00 元
(如有印装质量问题，我社负责调换)

"你应该知道的医学常识"
大型医学知识普及系列
总编委会

丛书序

我院的中西医结合工作开始于 20 世纪 50 年代,兴旺于 60 年代,发展于 80 年代,初成于 90 年代,1994 年我院正式被上海市卫生局命名为"上海市中西医结合医院"。如今,上海市中西医结合医院已发展成为一所具有明显特色的三级甲等中西医结合医院、上海中医药大学附属医院。从上海公共租界工部局巡捕医院开始,到如今"精、融、创、和"医院精神的秉持,八十几载传承中,中西医结合人始终将"业贯中西、博采众长、特色创新、精诚奉献"的理念作为自己的服务宗旨。

提倡中西医并重、弘扬中西医文化、普及中医药知识一直是中西医结合人不懈努力的内容,科普读物的编写也是这一内容的重要组成部分。医学科普读物是拉近医护工作者和患者距离的有力工具,通过深入浅出、平实易懂的文字,能够让人们更好地了解医学、理解医生,也能使医生和患者之间的沟通更加顺畅。

本院相关科室医护工作者积极编写了"你应该知道的医学常识"大型医学知识普及系列,通过临床鲜活的病例介绍和医生丰富的经验记录,强调突出中西医结合诊断及治疗特色,着眼于人们的实际需求,为人们提供更具参考性、更为通俗易懂的医学知识,提高人们对医学科学知识的了解。此次"你应该知道的医学常识"大型医学知识普及系列的编写,也是我院在常见病患者及普通人群健康管理方面所做的一次努力。

我相信,无论对于患者、健康关注者还是医护工作者,这都是一套值得阅读的好书!

上海中医药大学附属上海市中西医结合医院院长

2017 年 6 月

前　言

　　反复呼吸道感染,简称"复感",是指单位时间(1 年)频繁出现上呼吸道或下呼吸道感染,超过一定次数的一组临床综合征,属于儿童常见病、多发病。反复呼吸道感染的患儿简称为"复感儿"。复感处理不当,治疗不彻底,容易导致疾病慢性化发展,引起慢性鼻炎、慢性咽炎、慢性扁桃体炎等,甚则并发哮喘、心肌炎、肾炎等疾病,不仅危害儿童身心健康,还严重影响患儿家长的生活及工作。

　　复感的发生,不仅由于儿童素体娇嫩,不耐寒热,不懂规避污物,更由于家长不了解复感病程分急性期、迁延期和恢复期,急性期感染症状得到控制并不意味着疾病得到根治,常常会犯"症状控制后就停止治疗"的错误,导致机体余邪未尽,稍有不慎,呼吸道感染就卷土重来。因此,家长对复感治疗的认知程度和配合程度,以及医务人员对本病的重视程度,直接影响着呼吸道感染是否反复发生。

　　本书围绕一经典病例,以知识问答的形式强调复感三期病程的临床表现和治疗侧重点,结合"未病先防、既病防变、瘥后防复"的防治理念,让读者了解如何避免呼吸道感染的反复发生,发生后如何配合治疗。强调了那些容易患呼吸道感染的儿童需要注意平时摄生调护和病后体质调养,防止呼吸道感染的反复发生;已经确诊复感的患儿,需要彻底治疗,避免造成症状迁延,经久不愈,甚至引起并发症;已经摆脱复感诊断的儿童,仍需要注意平时摄生调护,避免重新陷入复感的恶性循环。

参加本书编写的是上海中医药大学附属上海市中西医结合医院治未病科的医护人员,在此向各位编者致以谢意。时间仓促,不足之处,敬请各位专家学者及广大读者批评指正。期待您的建议和意见,我们将不断完善本书的编写工作,修订再版。

主编

2017 年 6 月

目 录

第一章　经典病例

第一节　病例摘要

　　患儿星星,男,4岁。主因"反复咳嗽、咳痰1年余,加重3天伴发热"来我院就诊。经病史询问、体格检查、实验室检查,中医诊断为"反复呼吸道感染(急性期)风热犯肺证",西医诊断为"急性支气管炎"。治疗采用分期施治,急则指标,缓则治本的原则,急性期予以宣肺化痰,通窍止咳以治标,给予中药汤剂内服,结合小儿推拿7天,患儿急性感染诸症基本消失,偶见晨起喷嚏、咳痰,病情进入迁延期,予以健脾益肺、通窍化痰以标本兼治,给予中药汤剂内服结合耳穴埋豆治疗28天,患儿无明显呼吸道感染症状,仅见动则多汗,纳谷不馨,大便稍溏,病情进入恢复期,予以健脾益气,补肺固表以扶助正气,给予中药内服结合耳穴埋豆、小儿推拿治疗42天,并续以伏九穴位敷贴巩固治疗,随访评估,患儿未见呼吸道感染反复发生,仅每年发生2～3次上呼吸道感染,未再出现下呼吸道感染,急性感染病程缩短至≤3天,给药途径由原来每次呼吸道感染需要静脉给药改为口服给药即可,单项症状测评改善率约93.3%,体质测评由特禀质、肺不足、脾不足、气虚质改变为平和质,患儿纳谷馨香,二便调畅,夜寐安好,汗出稍多,获得临床治愈。

第二节　病史资料

· **主诉** ·

反复咳嗽、咳痰1年余,加重3天伴发热。

· 现病史 ·

星星 1 年前入托,因受凉后出现发热、咳嗽、咳痰、鼻塞、流涕、乏力,诊断为急性支气管炎,经外院静脉给药 7 天后,症状消失,遂停就医,家长未予重视居家调护。月余后开始反复出现呼吸道感染,1 年内患急性上呼吸道感染 7 次、急性支气管炎 3 次、肺炎 2 次,高热惊厥 1 次,上呼吸道感染病程 5~10 天,肺炎历时 20 天痊愈,给药途径多数时候需要静脉补液,少数时候需要联合多种西药治疗。期间一直存在少量咳痰、鼻塞、喷嚏、睡眠打鼾等症,家长未予重视,仅在急性感染时去医院就诊。来诊 3 天前再次出现剧烈咳嗽,昼夜不停,夜间尤甚,咳痰色黄,质黏艰出,鼻塞流涕,涕黄量多,咽痛,口不渴,无恶寒,无声音嘶哑,无呼吸及吞咽困难,无恶心、呕吐,无腹痛腹泻。家长自行口服头孢地尼分散片 1 天,症状未见缓解,随后体温升高(腋温 38.1℃),自行口服美林 1 次后汗出热退,4 小时后发热又起(腋温 38.5℃),遂来我院门诊。刻下:发热(腋温 38.0℃)、咳嗽、咳痰、鼻塞、黄涕、喷嚏、咽痛、神萎、乏力、纳差、食少、小便正常、大便溏薄夹有食物残渣,1~2 次/天。

· 既往史 ·

否认先天性心脏病及胸肺生长发育异常,否认肾病、内分泌代谢疾病。否认外伤手术史。否认结核、肝炎等传染病史。否认输血史及肿瘤病史。按时预防接种。腺样体肥大史 1 年(堵塞鼻后孔约 1/4)。

· 个人史 ·

足月顺产(G1P1),出生体重 3.1 kg,出生后母乳喂养,4 个月开始添加辅食,生长发育正常。3 岁上幼儿园后,偏食挑食,不喜食蔬菜、水果,食量较正常儿童减少 1/4。患儿平素性格内向,不喜言语,不喜活动,生活自理能力差,与同伴相处能力差,心理脆弱,经不起批评。父母无烟酒嗜好,家庭和睦,不喜活动,过于关注孩子学习,制订各种家庭学习计划,很少带孩子外出游玩。

患儿生活居住环境干净、敞亮,家中未饲养猫狗及其他小动物,否认疫区居住史及毒物、粉尘、放射性物质接触史,否认长期口服激素类药物、免疫制剂、保健品等。

· 家族史 ·

父母体健,否认高热惊厥病史,否认家族性呼吸系统疾病及遗传疾病史。

· 过敏史 ·

鸡蛋过敏,否认青霉素、头孢类药物过敏,其他过敏原不详。

第三节 检 查

· 体格检查 ·

身高 98 cm,体重 14 kg,腋温 38.0℃,心率 102 次/分,呼吸 24 次/分,血压 130/80 mmHg。神清,精神可,形体偏瘦,咽部充血,双侧扁桃体Ⅱ度肿大。舌质红,苔薄黄,脉浮数。全身未触及淋巴结肿大。鼻根区青筋隐现,其余部位皮肤色泽正常,无瘀斑、瘀点,全身皮温略高,皮肤略干燥。鼻窦区无压痛,呼吸较急促。胸廓外形正常,肋间隙等宽。双肺呼吸音粗糙,未及哮鸣音及湿啰音。心律齐,各瓣膜听诊区未及杂音及额外心音。腹部柔软,无肌紧张,无压痛及反跳痛,肝脾无肿大,肠鸣音 3~4 次/分。深浅反射存在,病理征未引出。

· 实验室检查及其他辅助检查 ·

1. 急性期(初次就诊)

(1)血常规+CRP:白细胞 13.6×10^9/L,中性粒细胞比率 80.2%,单核细胞比率 4.9%,血红蛋白 125 g/L,红细胞 4.0×10^{12}/L,网织红细胞计数 0.9%,血小板 185×10^9/L,C-反应蛋白 10 mg/L。

(2)支原体检测:解脲支原体培养(阴性),人型支原体培养(阴性)。

2. 迁延期(起病 1 周后)

(1)血常规+CRP:白细胞 8.6×10^9/L,中性粒细胞比率 60.2%,单核细胞比率 4.8%,血红蛋白 120 g/L,红细胞 4.1×10^{12}/L,网织红细胞计数 0.9%,血小板 150×10^9/L,CRP 3 mg/L。

(2)血清免疫球蛋白:IgG(免疫球蛋白 G)4 g/L,IgA(免疫球蛋白 A)0.5 g/L,IgM(免疫球蛋白 M)1.0 g/L,血清 IgE(血清免疫球蛋白 E)0.02 g/L,补体 C3 800 mg/L,补体 C4 150 mg/L。

（3）T 淋巴细胞亚群：总 T 淋巴细胞百分比 62.2%，抑制/细胞毒性 T 细胞计数（CD_8^+）650/μL，辅助/诱导 T 细胞计数（CD_4^+）455/μL，Th/Ts（CD_4^+/CD_8^+）0.7。

（4）血微量元素：锌 40 μmol/L，钙 1.4 mmol/L，铁 10.10 mmol/L，镁 1.30 mmol/L，铜 25.21 μmol/L。

（5）血维生素含量：维生素 A 0.20 μmol/L，维生素 D 28.5 nmol/L，维生素 C 26 μmol/L。

（6）过敏原检测：① 吸入性过敏原，户尘螨/粉尘螨、猫毛皮屑/狗毛皮屑、鸡蛋白/鸡蛋黄、鱼虾蟹等均（＋），矮豚草/蒿、蟑螂、点青霉分枝胞霉/烟曲霉等、柏/榆/梧桐/柳/三角叶杨、葎草、牛奶、牛肉羊肉、腰果花生黄豆、芒果、小麦等均（－）。② 食物性过敏原，蛋清蛋黄（＋），牛肉、鸡肉、鳕鱼、玉米、蟹、蘑菇、牛奶、猪肉、大米、虾、大豆、西红柿、小麦等均（－）。③ 注射性过敏原，蚊子或蜜蜂等昆虫叮咬液（＋），青霉素、头孢、疫苗均（－）。

（7）中医单项症状评分：参照《小儿反复呼吸道感染中药新药临床试验设计与评价技术指南》而定，中医单项症状评分总计 30 分。

气短（2）、乏力（4）、食少（4）、纳呆（2）、大便溏薄（2）、大便干结（0）、五更泄泻（0）、恶风/寒（2）、腰膝酸软（0）、夜尿多（0）、形寒肢冷/四肢不温（0）、口渴（0）、多汗（4）、盗汗（2）、自汗（4）、手足心热（0）、面色少华（2）、形体消瘦（2）。

（8）体质量表测评：参照《3～6 岁儿童中医体质量表》，综合测评提示：特禀质、肺不足、脾不足、气虚质。

3. 恢复期（起病半年后）

（1）血清免疫球蛋白：IgG（免疫球蛋白 G）8 g/L，IgA（免疫球蛋白 A）0.9 g/L，IgM（免疫球蛋白 M）1.7 g/L，血清 IgE（血清免疫球蛋白 E）0.02 g/L，补体 C3 800 mg/L，补体 C4 150 mg/L。

（2）T 淋巴细胞亚群：总 T 淋巴细胞百分比 79.64%，抑制/细胞毒性 T 细胞计数（CD_8^+）664/μL，辅助/诱导 T 细胞计数（CD_4^+）795/μL，Th/Ts（CD_4^+/CD_8^+）1.97。

（3）血微量元素：锌 100 μmol/L，钙 1.4 mmol/L，铁 10.10 mmol/

L,镁 1.30 mmol/L,铜 25.21 μmol/L。

（4）血维生素含量：维生素 A 2.0 μmol/L,维生素 D 28.5 nmol/L,维生素 C 26 μmol/L。

（5）中医单项症状评分：参照《小儿反复呼吸道感染中药新药临床试验设计与评价技术指南》而定,中医单项症状评分总计 2 分。

气短(0)、乏力(0)、食少(0)、纳呆(0)、大便溏薄(0)、大便干结(0)、五更泄泻(0)、恶风/寒(0)、腰膝酸软(0)、夜尿多(0)、形寒肢冷/四肢不温(0)、口渴(0)、多汗(2)、盗汗(0)、自汗(0)、手足心热(0)、面色少华(0)、形体消瘦(0)。

（6）体质量表测评：参照《3～6 岁儿童中医体质量表》,综合测评提示：平和质。

第四节 诊 断

·西医诊断·

急性支气管炎。

·中医诊断·

反复呼吸道感染（急性期）;风热犯肺证。

第五节 治 疗

·治疗原则·

分期论治,急则指标,缓则治本。急性期,祛邪治标,迁延期祛邪兼扶正,恢复期扶正固本,治疗手段采用中药汤剂内服,结合中医外治和家庭调护。从而减少急性呼吸道感染次数、减轻急性呼吸道感染的病情、缩短病程。

·治疗经过·

1. 急性期

（1）中药汤剂内服：治以宣肺清热,利气通窍,化痰止咳,方以麻杏石甘汤加减,共 7 剂,每天 1 剂,每剂分 3 次,饭后半小时温服,每次 100 mL。

（2）外治法：小儿推拿（清天河水），每天 3 次，每次 20 分钟，热退后止。

（3）家庭调护：发热时配合物理降温，前额持续用冰凉贴冷敷；少量多次饮水及进食，助汗退热；饮食宜细软而清淡，忌生冷黏滑等品；生活以休息为主，避免剧烈运动；儿童烦躁哭吵闹时，家长耐心呵护，适当满足儿童需求。

2. 迁延期

（1）中药汤剂内服：治以健脾益肺、化痰祛瘀，方以六君子汤合三子汤加减，共 28 剂，每天 1 剂，每剂分 2 次，饭后温服，每次 100 mL。

（2）外治法：耳穴埋豆（肺、脾、肾、咽喉、气管、内鼻、外鼻），每天用手指轻揉埋豆穴位，至耳部发热即可。每天轻揉 3 次，隔 7 天换 1 次耳穴贴，共 28 天。

（3）家庭调护：根据气候变化及时加减衣物；饮食忌辛辣、油炸、冷饮、糖果、巧克力、海鲜；进食蔬菜种类宜丰富，少食荤腥，适当进食牛奶、西红柿、动物肝脏等富含维生素 A、维生素 C 的食物以纠正不足；适当户外运动，少去人多密集的地方，避免接触感染人群。

3. 恢复期

（1）中药汤剂内服：治以健脾益气，补肺固表，方以生脉散合六君子汤加减，共 42 剂，每天 1 剂，每剂分 2 次，饭后温服，每次 100 mL。

（2）中医外治：① 耳穴埋豆（肺、脾、肾、三焦、交感、神门），每天用手指轻揉埋豆穴位，至耳部发热即可。每天轻揉 3 次，隔 7 天换 1 次耳穴贴，共 42 天。② 小儿推拿（辨体捏脊）：每天 2 次，连续 10 次。③ 伏九穴位敷贴：每年三伏和三九天穴位敷贴，每周 2 次，每次 20～30 分钟，连续 3 周为一疗程。

（3）家庭调护：根据气候变化及时加减衣物；饮食宜荤素搭配，寒温适宜，晚餐忌进食过饱，忌膨化食品及碳酸饮料；适当体育锻炼，忌大汗淋漓；少去人多密集的地方，避免接触感染人群交叉感染。

第六节　结　果

患儿星星此次发生急性支气管炎，经过中药汤剂治疗，结合小儿推拿及家庭调护,治疗反应佳,一周后血象恢复正常,急性感染得到有效控制。家长配合治疗,在迁延期、恢复期继续采用中医药治疗手段,获得系统正规治疗,疾病向愈。

第七节 预 后

· **随访预期** ·

星星无家族性遗传疾病史,生长发育正常,既往频繁呼吸道感染后未出现并发症,家长在诊断明确后,充分重视,及时配合正规系统治疗,遵医嘱给予合理的家庭调护,而且患儿能坚持服用中药汤剂,对中医药治疗依从性好,故预后良好。

· **随访意见** ·

严格按照临床治疗和家庭调护相结合的原则,嘱患儿定期就诊,及时观察记录患儿临床表现和体征,随访 3 年,每年进行疗效评估。

· **随访结果** ·

不符合诊断反复呼吸道感染的标准,接近临床痊愈。

· **家庭护理指导** ·

举办家长课堂,建立复感微信群,及时指导家长生活调护;建议家长不要给孩子过多学习压力,多带孩子户外活动,适时进行体育锻炼;教会孩子避免交叉感染的各种防护措施;合理使用"要想小儿安,三分饥和寒";急性感染期不要滥用补品及进补,避免闭门留寇;整个治疗期间忌不遵医嘱,忌滥用药物,避免增加疾病复杂程度。

第二章 病例剖析

第一节 反复呼吸道感染的历史

反复呼吸道感染作为中医病名,始见于 20 世纪 80 年代。此前,大多根据其症状表现而对应中医病名,如急性感染时,根据上下呼吸道感染不同而命名为"感冒""伤风""外感风热""乳蛾""急喉痹""咳嗽""肺炎喘嗽""上气喘息"等。急性感染过后,根据患儿汗出过多,反复咳嗽,易感等症状,将其归属于"体虚感冒""久嗽""咳喘""虚证""自汗"等范畴。现已将反复呼吸道感染作为中医病名而列入教科书。西医无对应的病名,部分文献可见反复上呼吸道感染、反复气管/支气管炎、反复肺炎等诊断。

中医典籍对本病病机有所论述,如宋代钱乙《小儿药证直诀》中云:"久嗽者,肺亡津液"。明代薛铠在《保婴撮要》引张洁古云:"若脾气虚冷不能相生而肺气不足,则风邪易感"。清代唐容川《血证论·感冒》云:"然血家又易感冒,以人身卫外之气,生于太阳膀胱,而散布于肺。血家肺阴不足,壮火食气,不能散达于外,故卫气虚寒,易召外感"。民国时期吴克潜《儿科要略》认为:"虚损咳嗽之来由如此,故其证之初起,必先肺气已伤,肾气不能上充,水火之升降失调,痰浊之积滞不行,因之脾胃交困,奉生者少,营养既日以乏,病情自日以进"。提示了复感病机主要与肺脾肾虚损有关。

复感诊断,国内历经了多次修改,基本达成共识。1987 年第 1 届全国小儿呼吸道疾病学术会议经讨论制定"反复呼吸道感染的诊断参考标准"。2006 年第 10 届全国小儿呼吸病学术会议及 2007 年中华医学会儿科学分会呼吸学组和《中华儿科杂志》编辑委员会主办的"慢性咳嗽和反复呼吸道感染的学术研讨会"上,多数专家和临床医师提出反复呼吸道感染不是一个独立的疾病,而是由多种病因造成的一类临床现象。因此,将"反复呼吸道感染诊断参考标准"修改为"反复呼吸道感染的判断条件",而且根据不同解剖部位可将复感的定位具体化,如反复上呼吸道感染、反复气管/支气管炎、反复肺炎,沿用至今。2008 年中华中医药学会儿科分会王力宁等人在《小儿反复呼吸道感染中医诊疗指南》一文中已明确指出复感中医诊断的判断条件。

但是,对于复感判断条件中的感染次数,国内外学者还未达成一致观点。2013 年陈慧中在《儿童反复呼吸道感染判断条件及反复肺炎诊断思路》中再次提出,关于复感的判断条件,国外文献除外年龄分层尚且一致外,在发作频率等方面存在差异。2017 年中国医师协会儿科医师分会儿童鼻咽喉专业委员会制定的《儿童反复上呼吸道感染临床诊治管理专家共识》中指出,国外专家定义反复上呼吸道感染是指无任何潜在基础疾病的患儿并具备以下条件者:3 岁以下的儿童每年呼吸道感染 8 次及以上,鼻炎每年 5 次以上,间隔时间 14 天及以上;3 岁及以上的儿童每年呼吸道感染 6 次,中耳炎每月 3 次及以上或每年 4 次及以上,扁桃体炎及咽炎每年 3 次以上。反复下呼吸道感染判断条件暂无相关国外文献报道,因此,国外尚未达成复感判断条件共识。

由于复感的判断主要依赖不同年龄段的感染次数,因此,在复感的诊治过程中,由于询问病史时,大部分家长往往不能确切回答孩子患病的时间及次数,只是说"大概""差不多",这种回答对复感的诊断及治疗都很不利。

第二节　治未病的相关概念

· 什么是治未病? ·

治未病包括"未病先防、既病防变和瘥后防复"三部分内容,涵盖了西医学的三级预防概念,并在疾病瘥愈后的防止复发方面有所延伸。

1. 未病先防 涉及的是未病之人（机体处在潜在、有生病可能的阶段）和欲病之人（机体呈现少数先兆症状或体征，但临床上达不到诊断标准的亚临床阶段）。

对于未病之人，要无病早防，正如《素问·四气调神大论》中云："圣人不治已病治未病，不治已乱治未乱，此之谓也。夫病已成而后药之，乱已成而后治之，譬犹渴而穿井，斗而铸锥，不亦晚乎！"强调了重视预防疾病发生的思想。

此外，对于出现少数先兆症状或体征的人，也要有症（征）早治，及早遏制疾病的发生，正如《备急千金要方·论诊候》中云："凡人有少苦，似不如平常，即须早道。若隐忍不治，冀望自瘥，须臾之间，以成痼疾。"强调了防微杜渐、及时把疾病消灭在萌芽状态的思想。

这种未病先防的观念，类似西医学的一级预防（病因预防）和二级预防（三早预防）。

2. 既病防变 涉及的是病而未传之人（机体某局部已病，而其他部位尚未出现病变阶段）。

对于已经患病的人，要已病防传，及时控制疾病进展，避免并发症的发生，正如《难经经释》中云："善医者，知病势之盛而必传也，预为之防，无使结聚，无使泛滥，无使并合，此上工治未病之说也。"强调了疾病发生后，应根据其传变规律，及早采取拦截措施，阻断病变的继续深入或恶化。此外，治疗过程中，要避免治疗不当导致疾病恶化和蔓延，《伤寒杂病论》中明言"不可发汗""不可下""不可吐""不可与之"等一百多条文，告诫要避免疾病的误治。

这种既病防变的观念，类似西医学的三级预防（临床预防）。

3. 瘥后防复 涉及的是疾病初愈之人（疾病刚痊愈，处于恢复期，但正气尚未复原，或病根未除潜伏于体内的阶段）。

对于疾病刚刚痊愈之人，要防止复发，正如《伤寒论·辨阴阳易瘥后劳复病脉证并治》中列出"大病瘥后劳复者，枳实栀子豉汤主之""病人脉已解，而日暮微烦。以病新瘥，人强与谷，脾胃气尚弱，不能消谷，故令微烦"等七条劳复、食复诸病，强调在疾病痊愈后，慎养调摄，防止受饮食、劳累等因素影响而旧病复发。

这种瘥后防复的观念,是对西医学三级预防的进一步延伸,突出强调了疾病痊愈后的起居调养。

· 治未病的常见认识误区有哪些? ·

在实施治未病的过程中,往往出现一些认识误区,导致治未病"防重于治"的优势得不到充分发挥,应当加以纠正。

1. 治未病是没病找病　错!治未病贯穿人的一生,是一种生活之道。即使人们目前处于健康状态,但不可否认,有潜在的、可能导致生病的危险因素时刻在伺机而动,或者有些人已经处于健康与疾病的临界阶段。因此,治未病强调了养生防病,防患于未然,绝不是没病找病。

2. 治未病不重视治疗　错!治未病强调既病防变,就是要发现疾病后,及时治疗疾病,防止疾病向不良的方向发展及传变,截断扭转病势。因此,治未病不是单指养生保健,也强调了通过治疗达到预防之效,防病情加重,防病情突变,治未病绝不是不治疗。

3. 治未病就是服用保健品　错!治未病的没病防病、有病治病、病后防复,不仅体现在起居调摄、饮食适宜、运动适当等生活诸多方面,更体现在及时采用药物、针灸、推拿、物理训练等多种方法进行干预治疗。因此,治未病绝不是单单服用保健品就可以实现的,是否服用保健品要因人而异,不能盲目地以为服用保健品就可以健康、长寿,不当服用保健品反而容易变生疾病。

· 为什么反复呼吸道感染患儿更需要治未病? ·

小儿与成人相比,其生长发育、病理变化均处于易动易变的动态过程,并非简单的成人缩影。生理上具有脏腑娇嫩,形气未充,生机蓬勃,发育迅速的特点,及时做好其生长发育的基础预防保健工作以及疾病预防工作,意义重大。病理上具有发病容易,传变迅速,脏气清灵,易趋康复的特质,在疾病发生之初系统干预(未病先防),疾病发生之后积极治疗(既病防变),疾病痊愈后防止去而复返(瘥后防复)更加迫切;而且小儿乃纯阳之体,益其根壮其苗,早发现、早干预、早治疗,常可事半功倍。

小儿一旦患有反复呼吸道感染，已经失去未病先防的先机；若不能连贯地求医问药，不能及时截断扭转，不能实现既病防变，常会造成疾病迁延反复，甚至留下凤根，变成慢性病或引起并发症；而复感治愈，若不能及时增强体质，不注重生活调护，复感还是会去而复返。因此，要治疗呼吸道感染，控制反复，就需要在复感未发之时，防患于未然，避免反复；复感诊断明确之后，根据急性期、迁延期、恢复期系统正规治疗，彻底改善患儿体质。所以说，复感儿更需要"治未病"。

第三节　知识问答

一、反复呼吸道感染——未病先防相关知识

· 如何实现反复呼吸道感染的未病先防？·

首先，了解急性呼吸道感染多次发生，就有可能发展成为反复呼吸道感染，因此，家长要积极预防呼吸道感染的发生，进而预防演变成复感。

第二，复感的发生是多重因素共同作用的结果，生活中家校要同心协力，协助孩子规避复感的各项致病因素，减少复感发生的可能。

第三，家长要了解复感的判断条件，密切观察并记录孩子的生病情况，每次急性呼吸道感染均治疗彻底，并注意体质调养，避免出现复感的可能。

· 什么是反复呼吸道感染？·

小儿频繁发生上、下呼吸道感染，在单位时间内超过一定次数，即为反复呼吸道感染。根据病变部位不同，可将复感分为反复上呼吸道感染和反复下呼吸道感染，后者又可分为反复气管支气管炎和反复肺炎。

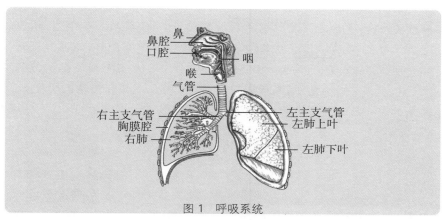

图 1　呼吸系统

· 反复呼吸道感染的判断条件是什么？·

表 1　反复呼吸道感染的判断条件

年龄(岁)	反复上呼吸道感染(次/年)	反复下呼吸道感染(次/年)	
		反复气管支气管炎	反复肺炎
0～2	7	3	2
2～5	6	2	2
5～14	5	2	2

注：① 两次感染间隔时间至少 7 天以上。② 若上呼吸道感染次数不够，可以将上、下呼吸道感染次数相加，反之则不能。但若反复呼吸道感染是以下呼吸道感染为主，则应定义为反复下呼吸道感染。③ 确定次数须连续观察 1 年。④ 反复肺炎指 1 年内反复患肺炎≥2 次，肺炎须由肺部体征和影像学检查证实，2 次肺炎诊断其间隔期肺炎体征和影像学改变应完全消失。

· 反复呼吸道感染的临床表现有哪些？·

1. 急性感染期

(1) 急性上呼吸道感染

1) 一般类型急性上呼吸道感染临床表现：① 局部症状：鼻塞、流涕、喷嚏、干咳、咽部不适、咽痛等。② 全身症状：发热、烦躁不安、头痛、全身不适、乏力等。部分患儿有食欲不振、呕吐、腹泻、腹痛等消化道症状。腹痛多为脐周阵发性疼痛，无压痛，可能为肠痉挛所致。如腹痛持续存在,多为并发急性肠系膜淋巴结炎。③ 婴幼儿起病急,以全身症状为主,常有消化道症状,局部症状较轻。多有发热,体温可高达39~40℃,热程为 2~7 天,部分患儿起病 1~2 天内可因发热引起惊厥。④ 体征:咽部充血、扁桃体肿大。有时可见下颌和颈淋巴结肿大。肺部听诊一般正常。肠道病毒感染者可见不同形态的皮疹。

2) 两种特殊类型急性上呼吸道感染的临床表现:① 疱疹性咽峡炎:本病好发于夏秋季。起病急骤,临床表现为高热、咽痛、流涎、厌食、呕吐等。体格检查可发现咽部充血,在咽腭弓、软腭、腭垂的黏膜上可见多个 2~4 mm 灰白色的疱疹,周边有红晕,1~2 天后破溃形成小溃疡,疱疹也可发生于口腔的其他部位。② 咽结合膜热:以发热、咽炎、结膜炎为特征。本病好发于春夏季,散发或发生小流行。临床表现为高热、咽痛、眼部刺痛,有时伴消化道症状。体检发现咽部充血,可见白色点块状分泌物,周边无红晕,易于剥离;一侧或双侧滤泡性眼结合膜炎,可伴球结合膜出血。颈及耳后淋巴结增大。

一般情况下,如果上呼吸道感染未能控制,则感染可以向下蔓延,出现支气管炎、肺炎等下呼吸道感染,少数人可并发急性心肌炎、肾炎、风湿热等。

(2) 气管、支气管炎:以咳嗽阵作为特征。婴幼儿症状较重,常有发热、呕吐及腹泻等,有痰常不易咳出,可在咽喉部闻及痰声。双肺呼吸音粗糙,可有不固定的散在的干啰音和粗中湿啰音。身体健壮的儿童少见并发症,但在营养不良,免疫功能低下、先天性呼吸道畸形、慢性鼻咽炎、佝偻病等患儿中,易并发肺炎、中耳炎、喉炎及副鼻窦炎。

(3) 肺炎

1) 局部症状:发热、咳嗽、气促、呼吸困难,也有不发热而咳喘重者。

2) 全身症状:精神不振、食欲减退、烦躁不安、轻度腹泻或呕吐等。

3) 体征:呼吸增快(40~80 次/分),并可见鼻翼扇动和吸气性凹陷。口周、鼻唇沟和指(趾)端发绀。早期可有呼吸音粗糙、减低,以后可闻及固定的中细湿啰音,以背部两侧下方及脊柱两旁较多,于深吸气末更为明显。肺部叩诊多正常。

2. 迁延期

常常以偶发咳嗽、咳痰、清嗓时作、咽痒不适、目鼻痒感、晨起喷嚏伴清涕、鼻塞不通等为主要表现。

3. 恢复期

(1)肺脾气虚：面色少华、形体消瘦、肌肉松软、动则多汗、少气懒言、食少纳呆，或大便溏薄、口唇色淡、舌淡、苔薄白、脉无力。

(2)营卫失调：恶风畏寒、面色少华、四肢欠温、多汗易汗、汗出不温、舌淡红、苔薄白、脉无力。

(3)脾肾两虚：面色萎黄或面色少华、形体消瘦、肌肉松软、鸡胸龟背、腰膝酸软、形寒肢冷、发育落后、气短乏力、多汗易汗、食少纳呆、大便溏烂，或食后即泻，或五更泄泻、夜尿多、舌淡、苔薄白、脉沉细无力。

· 反复呼吸道感染要与哪些疾病相鉴别？·

1. 呼吸道异物　如果异物进入支气管，可并发肺不张、肺气肿等，容易鉴别。但部分患儿病史不清、异物小，存在于小气道而引起支气管炎或肺炎，迁延不愈，容易误诊为反复呼吸道感染。临床需要仔细询问病史，根据症状、体征及 X 线检查予以鉴别。

2. 过敏性咳嗽　表现为慢性反复发作性咳嗽，清晨起床后或晚间临睡前加重，听诊无哮鸣音，但它本质是哮喘，支气管扩张剂和组胺类等抗过敏药物有效，不能误诊为反复呼吸道感染而盲目抗感染治疗。

3. 过敏性鼻炎　典型症状是阵发性喷嚏，多在晨起、傍晚或接触过敏原后发作，大量清水样鼻涕、鼻内发痒、间歇或持续鼻塞，部分伴有嗅觉减退，查体可见鼻黏膜苍白、双下鼻甲水肿，血清 IgE、Eos 检测、过敏原检测等可助与反复上呼吸道感染相鉴别。

4. 结核病　是一种慢性传染病，对于长期低热、咳嗽、盗汗的患儿要注意询问结核接触史、卡介苗接种史、结合结核菌素试验、X 检查以助诊断，避免误诊为反复呼吸道感染而延误治疗。

· 反复呼吸道感染的常见并发症有哪些？·

呼吸道感染反复发生，不能彻底治愈，常常会引起诸多并发症，尤以婴幼儿多见。常见的如下。

1. 累及邻近器官　感染可自鼻咽部蔓延至附近器官，较为常见的有急性结膜炎、中耳炎和颈淋巴结炎，部分可并发咽后壁脓肿、扁桃体周围脓肿、上颌骨骨髓炎等。

2. 累及全身　部分病原体可侵入血流，大量繁殖，随血流向全身扩散，在组织和器官引起新的多发性化脓性病灶，如：脓胸、皮下脓肿、脑脓肿等。

3. 并发变态反应性疾病　由于感染和变态反应对机体的影响，可发生哮喘、风湿热、肾炎、肝炎、心肌炎、紫癜、类风湿病及其他结缔组织病。

星星此次发生急性支气管炎后，积极就医，复感诊断明确，诊治及时彻底，家庭调护到位，截断了病情传变，因此未出现其他脏器或组织的并发症。

· 反复呼吸道感染的危害有哪些？·

1. 儿童方面　呼吸道反复感染，不仅容易损伤儿童娇嫩的呼吸系统功能，甚至损伤儿童娇嫩的脏器，而且反复使用抗生素、激素等药物，有引起耐药的风险。此外，患儿因经常生病就诊耽误日常娱乐和学业，影响其心理健康，使其依赖性增强或日渐暴躁。久之，危及患儿身心健康。

2. 家长方面　家长大多重视急性感染，忽视迁延期和恢复期的防治；再者本病治疗时间比较长，家庭生活调护要求比较高，大多数家长工作忙碌，难以平衡工作和就医时间，容易出现三天打鱼两天晒网而无连续性的就医现象。或者由于患儿呼吸道感染反复发作，家长忧心忡忡，奔走于不同医院就诊，出现就医选择迷茫。久之，身心俱疲，工作生活受到严重影响。

3. 社会方面　复感儿群体庞大，在复感的防治工作上，医疗机构及社会各界需投入大量的人力、物力、财力来防治本病。但由于社会环境、自然环境、家庭环境、个体差异等多种因素的影响，复感的发病率仍然居高不下，造成社会医疗负担。

·造成儿童反复呼吸道感染的原因有哪些?·

1. 内在因素

(1) 脏腑娇嫩、形气未充

1) 北宋钱乙《小儿药证直诀·变蒸》云"小儿五脏六腑，成而未全……全而未壮"，即小儿五脏六腑的形态结构和生理功能都较为稚弱，尤以肺脾肾三脏更为突出，是复感发病的基础。

2) 西医学认为，儿童容易呼吸道感染与儿童时期呼吸系统组织结构发育不够完善相关。① 上呼吸道：儿童鼻腔比成年人短，后鼻道狭窄，无鼻毛，黏膜柔嫩，血管丰富；鼻腔黏膜与鼻窦黏膜相连接；咽部较狭窄。② 下呼吸道：儿童的气管、支气管较成人狭窄，黏膜柔嫩，血管丰富；软骨柔软，缺乏弹力组织，支撑作用薄弱；黏液腺分泌不足，气道较干燥，纤毛运动较差，不能有效地清除吸入的微生物；毛细血管与淋巴组织间隙较成人宽，间质发育旺盛，肺泡数量较少，造成肺的含血量丰富，而含气量相对较少，故容易感染，并易引起间质性肺炎、肺不张等。③ 胸廓：小儿胸廓短，呈桶状，肋骨呈水平位。膈肌位置较高，使心脏呈横位。胸腔较小而肺相对较大，呼吸肌不发达，呼吸时胸廓活动范围小，肺不能充分地扩张、通气和换气，易因缺氧和二氧化碳潴留而出现面色青紫。以上特点引起儿童容易呼吸道感染，分泌物易堵塞且感染易扩散。④ 免疫系统：小儿免疫系统处于不断发育和完善成熟的过程中，多种免疫细胞和免疫分子从无到有，从少到多，从幼稚到成熟。这种变化与年龄密切相关，并在新生儿和婴幼儿时期更为突出，因此，儿童各项免疫功能的水平比成人低。同时，由于目前生活水平提高，卫生观念加强，儿童与病原微生物接触的机会较少，产生的特异性免疫能力不足，反而导致抗病能力低下，一旦感染则不易彻底治愈，而容易反复。

(2) 禀赋不足、体质柔弱：① 研究发现，若父母素体多病或母亲在妊娠时罹患各种疾病,或早产、双胎、胎气不稳,胎儿出生后肌肉骨骼不坚固、皮肤屏障薄弱,不能耐受自然界中邪气的侵袭,一旦受外邪就容易发病。② 先天性会厌功能不良、胃食管反流、先天性纤毛功能异常,某些左向右分流型的先天性心脏病等先天疾病,是引起复感的潜在因素。③ 遗传因素也是复感发生的重要基础条件,有复感的阳性家族史,特别是有一级亲属过敏史的儿童,复感的发生率明显高于其他儿童。

(3) 情志失调、气机不畅:小儿"肝常有余",家庭环境的过于溺爱或特别严厉,常常影响小儿气机升降,产生不正常的性格特征。例如:过分溺爱下的孩子,容易产生依赖心理,喜欢缠着大人,需要别人经常注意自己或常常生气、乱发脾气等;过分严厉管教下的孩子,容易压抑自己的情绪,并且轻微的不舒服常常自我承受,久之成为复感成因。Hewon - Bower 等运用精神放松治疗,结果复感儿心理状态得以改善,呼吸道感染次数减少、病情减轻,佐证情志不畅是复感的原因之一。

2. 外在因素

(1) 环境失宜、气候骤变:① 小儿为稚阴稚阳之体,长久感受天地间不正之气,常易受损。研究显示:胎儿时期惊吓可使胎儿体内儿茶酚胺分泌增加、肺血管收缩,导致缺血缺氧、增加气道的反应性,造成呼吸道容易感染。② 空气污染、居住环境潮湿、阴暗、拥挤、室内装潢、生活燃气及工业废气等可对呼吸道局部产生慢性不良刺激,并直接对肺通气功能产生明显的量效不良影响,增加复感的发病机会。有研究指出,以煤等为主要燃料的家庭中的小儿,其反复呼吸道感染的发生率高20倍,被动吸烟也是如此,尽量避免在共同居住环境中吸烟。如果室内不通风换气,或阳台封闭,或用空调,容易造成室内空气质量差,会降低儿童机体抵抗力。③ 周围有呼吸疾病或化脓性疾病患者时,病菌经空气传播,也可增加小儿呼吸道感染的机会。

(2) 喂养不当、调护失宜:① 复感的发病与后天喂养有直接关系。人工喂养或因母乳不足,过早断乳,进食技能训练延迟、食谱单调,或偏食、厌食,致使营养成分摄入不合理,气血生化乏源,或者恣食辛温燥烈之品,导致胃热肺燥、损伤正气,容易陷入"营养不良—免疫功能下降—感染—加重营养不良"的恶性循环。现代研究发现,体内微量元素含量的异常,如锌缺乏、维生素 A 缺乏、会破坏机体内环境平衡状态,呼吸道局部的免疫防御功能下降,此时病原微生物易于侵入造成感染。② 随着社会和生活方式变迁,小儿户外活动较少、日照不足,也是复感因素之一。

(3) 罹患疾病、无力御邪:① 儿童患慢性消耗性疾病,如佝偻病、贫血、慢性肾炎、肾病、慢性腹泻、结核病、各种肿瘤等,可影响机体的免疫功能,使机体的抵抗力下降而发生呼吸道感染。② 研究显示,儿童复感中有并发支气管哮喘病史的为非患病组的 4.2 倍,提示哮喘与复感互为因果,相互影响。③ 慢性呼吸系统疾病,可形成"感染—免疫疲惫/紊乱—对感染原刺激的反应性降低—反复感染",而为复感制造机会。

(4) 用药不当、损伤正气:① 不合理使用抗生素造成菌群失调,或者应该使用而没有使用抗生素,抗生素使用疗程不足,病原菌没有被彻底清除,而在体内潜伏下来,一旦受凉、过劳或抵抗力下降时就又发病。② 过用苦寒清热、温燥发散之剂(如麻黄、桂枝等中药、安乃近、对乙酰氨基酚等西药),导致过量出汗,损伤正气,容易反复感染。③ 长期反复使用激素、免疫抑制剂等抑制自身免疫,均可使复感发病率明显升高。

3. 其他因素

(1) 不良生活习惯:如饮食不规律、挑食或高蛋白质、高脂、高热量饮食,不喜饮水,不适时更换衣物,作息紊乱,缺乏体格锻炼等,均可使儿童不能适应气候变化、对外界环境中的风、寒、暑、湿、燥、火反应过于敏感。

(2) 不良教养环境:家长过于溺爱,不加节制地满足孩子各项要求,形成儿童自私自利的性格和火爆的脾气,临床常见不配合治疗。部分儿童变换生活环境也会引起不适应而得病。例如,新入园的儿童或更换保姆后性格改变,也有受大人打骂后引起情绪紧张等,均可在一定程度上诱发呼吸道感染,造成迁延不愈。

(3)人员密集:研究表明,日间护理机构照料,如幼儿园、早教机构等增加了小儿发生呼吸道感染的危险性,这与人口密集、空气流通差有关,而且由于小儿喜欢聚集玩耍,使病原体容易传播。

综上各种致病因素,可以看出,星星年龄尚小,呼吸系统组织结构的发育不够完善,父母管教比较严格,使星星个性比较内向,容易压抑自己的情绪等是复感的内在因素;而且其平素外出游玩少,未能有效锻炼,饮食不规律,不喜食蔬菜水果,食量偏少,造成营养不均衡,体内微量元素锌、维生素 A 缺乏,以及免疫功能低下;发生急性呼吸道感染后,家长未予足够重视,常自行使用经验性药物治疗,无法根治感染,也缺乏对复感的认识,不知道什么时候才是疾病彻底治愈,更加上星星进入幼儿园后开始集体生活,其本身生活自理能力差,无法迅速适应新环境等,导致多次频繁呼吸道感染,最终形成复感。

· 反复呼吸道感染的发病机制是什么? ·

1. 西医学对复感发病机制的认识

(1)免疫系统不成熟:近年来国内外的研究显示复感与 IgG 亚类异常有关,常见 IgA、IgG 亚类含量降低,IgG 具有抗菌、抗病毒作用,IgA 参与黏膜免疫,它们水平的下降导致机体抗病能力下降。此外,复感儿 T 细胞亚群 $CD4^+$、$CD8^+$ 含量和 $CD4^+/CD8^+$ 比值下降,导致 T 细胞增殖功能下降,以及自然杀伤细胞活性下降,也是复感的重要原因之一。

(2)微生态学因素:有关专家对健康人及反复呼吸道感染患者口咽部菌群做定性/定量分析,结果显示,与健康人相比,反复呼吸道感染患儿的需氧菌与厌氧菌含量都显著增高。

(3)微量元素缺乏:在反复呼吸道感染发生、发展中,缺锌、缺铁有重要作用。

(4)其他:小儿自主神经功能不稳定,内分泌功能不完善,内环境变化大,机体对外界环境变化的应变能力差,当气候突变时易发生呼吸道感染。

星星血清 IgG、IgA、IgM 偏低，T 细胞 CD4$^+$/CD8$^+$ 比值低于正常范围，血锌和维生素 A 偏低，存在免疫力偏低和微量元素缺乏，可能参与了复感的发生。

2. 中医学对复感发病机制的认识

中医认为复感多因正气不足，卫外不固，造成屡感外邪，邪毒久恋，稍愈又作，形成往复不已之势。正气不足责之于肺、脾、肾三脏虚损；邪毒久恋多因痰浊为患。肺虚卫表不固，易遭邪侵，又无力驱邪外出；脾胃虚弱，气血生化之源，土不生金，肺气更虚，易于复感；久之病邪由表及里，损伤肾气，终致肺肾不足，疾病经久不愈。此外，根据"肺朝百脉"、"气血相关"、"久病必瘀"的理论，反复感染，肺气必虚，不能辅心行血，心脉失畅成瘀，又影响肺气之宣降，使肺气更虚、屏障不固，机体抗病力下降。气虚而瘀，痰瘀交阻，彼此互为因果，气虚不止，痰瘀不去，则反复感染在所难免。

星星本身生活自理能力差，上幼儿园后不能很好地适寒温而穿脱衣物，而且偏食挑食，不喜食蔬菜、水果，外出活动很少，学习负担重，造成肺脾不足，屏障不固，气血生化乏源，无力抵御外邪容易外感，加之多次呼吸道感染期间，虽一直存在少量咳痰、鼻塞、喷嚏、睡眠打鼾等症，家长未予重视，仅在急性感染时去医院就诊，未能及时祛邪扶正，最终形成复感。

· 过于追求无菌的环境好不好？ ·

有的家长总觉得生病是因为不干净，因此经常使用消毒剂消毒房间、衣物、婴儿奶瓶和用具等，殊不知，过分干净的环境对任何年龄人群的免疫力都是一种干扰。

人体免疫分为先天性免疫和获得性免疫。获得性免疫在婴儿出生后不断接触外界的细菌、病毒等病原微生物的过程中逐渐成熟起来的。预防接种和感染疾病是促使获得性免疫成熟的有效方法之一，此外，肠道作为人体最大的免疫器官，从"干净"环境中不断"吃"入少量细菌，能促进免疫成熟，是一种不需要打针，也不需要生病，就可以获得免疫力的好方法。

　　过于追求无菌的环境,使得环境中的正常菌群减少,人体免疫系统接受正常刺激的机会就会减少,婴幼儿肠道正常菌群的建立受到阻碍或破坏而延迟,这样就阻碍了免疫系统的正常发育,容易造成过敏等免疫性疾病。

　　因此,不要在家庭中经常使用消毒剂,不要过度拦截人体获得正常免疫力的途径,爱干净也要适度,我们只需要清洁、干净的环境,而并非无菌的环境。

　　· 如何预防呼吸道感染的发生?·

　　1. 重视胎儿期保健

　　(1) 增强孕母体质:妊娠期间,特别是妊娠前三个月,孕母需注意营养均衡、情志调和、起居有常、运动适量、减少妊娠期患病,做好妊娠期身心保健,以利于胎儿发育,同时提高胎儿免疫力。

　　(2) 做好孕产期保健:孕母需定期到医院听取孕期指导,定期产检,避免孕期衣、食、住、行杂乱无章;分娩时要特别注意防止羊水呛入新生儿呼吸道,避免直接造成肺部损伤,留下成长中呼吸道感染的隐患。

　　(3) 禁烟禁毒:妇女在妊娠期间一定要忌烟,家庭其他成员吸烟时要远离孕妇,避免接触有毒/放射性物质,禁止服用不安全的药物。

　　2. 注意生活调护

　　(1) 做好母乳喂养:母乳除含有丰富的维生素、氨基酸及多种微量元素外,还含有很多免疫物质。这些物质不但是婴幼儿健康成长所必需的物质,而且对婴幼儿的抗病能力有巨大的影响。

　　(2) 做到营养均衡:随着年龄增长,饮食上需要逐渐地增加营养,荤素搭配,避免形成挑食的坏习惯。

　　(3) 避免交叉感染:家族中有过敏疾患的患者要避免接触婴幼儿,培养儿童养成良好的卫生习惯,防止病原体传播引起感染。

　　3. 注重儿童体格锻炼

　　(1) 儿童正处于生长发育阶段,不强调追求运动的强度,要根据儿童的年龄特点、兴趣和需要,选择适合其年龄段、自己喜欢的并且有条件坚持下去的游戏或运动。天气情况好时,建议家长陪儿童至少进行一个小时的户外游戏或体格锻炼,并长期坚持。

1)1～3岁可选择的体育锻炼:手指操、捏橡皮泥、踢定点球、踢滚动球、侧滚、驮物爬、两腿两足夹物走、拍球等。

2)3～5岁可选择的体育锻炼:各种曲线跑、躲闪游戏、跳皮筋、伸展性体操、单足站立、学骑自行车、跳绳等。幼儿玩耍各种套叠玩具、穿绳玩具、积木、积塑等,有助于锻炼其肌肉动作和手指的灵活性。

3)5岁以上可选择的体育锻炼:早晨起床后,用3～5分钟伸伸懒腰,做徒手扩胸、伸展、体转、踢腿等基本体操。根据儿童年龄大小和体质强弱选择徒步上学,步行速度控制在每分钟30～50米。一般情况下,20分钟以内的步行路程较宜。放学回家后,利用晚饭前20～30分钟,引导儿童进行一些对抗性趣味性较强的运动项目,如球类活动、跑跳游戏、踢毽子、跳绳等。晚上儿童做作业的间隙(可抽20分钟左右),在家里进行一些徒手或小器械的练习,男孩可以进行俯卧撑、引体向上、曲臂悬垂,女孩可采用仰卧起坐、仰卧举腿、呼啦圈、哑铃(注意选择合适的重量)等小器械进行身体锻炼,或者进行动物模仿操、家庭小游戏、自制小玩具等。

(2)锻炼过程中要对儿童少批评,多指导,多肯定,多鼓励,营造一种宽松和谐的气氛。

4. 按时预防接种　通过接种麻疹、百日咳、风疹等疫苗,有效提高儿童对这些呼吸道传染病的免疫力,从而切断这些呼吸道传染病在人群中的传播流行。

星星素体柔弱,脾胃功能较差,户外锻炼少,是发生呼吸道感染的危险群体,本应注重平时的调养,规避感染风险,但因为家长未能及时实施科学合理的养护方法,为发生呼吸道感染埋下隐患。

· 如何预防呼吸道感染演变成复感? ·

1. 避免交叉感染　养成良好的个人习惯,经常保持手的清洁,不要用手揉眼睛,触摸外界环境的水龙头、电话、门把手、电灯开关、电梯按钮等后及时洗手;在感冒等疾病流行期间,提倡戴口罩,尽量避免去公共娱乐场所。家中有人感冒时,可用食醋熏蒸室内(每立方米空间用食醋2～5 mL,加水1～2倍,置容器内,加热至全部汽化。1天1次,连续3～5天)。

2. 培养自理能力 逐步教会孩子学习自己洗手、自己如厕(大小便自理)、自己吃饭、自己学习穿脱衣服、穿脱鞋、系扣子等;鼓励儿童向老师提出自己的要求,如需要如厕、喝水、添饭等;引导孩子合理解决小朋友之间的纠纷,培养孩子良好的心理素质;增进家校沟通,及时了解孩子在校生活情况和不适症状;从而避免孩子们由于环境改变的不适应及心理变化,造成复感。

3. 注重劳逸结合 适量安排学习任务并注意休息,增加小儿的户外活动和体育锻炼时间(每天不少于2小时),让小儿多晒太阳,促进身体素质的提高。

4. 防范家长用药风险 有研究显示,57.1%的家长会根据自己的经验自主给孩子用药,在孩子患病症状和上次相似时,66.4%的家长会使用上次剩下来的药。但是这种自主用药的行为,常常存在使用时机不合理、使用方法不正确、停药时间不科学、随意更改药物剂量及种类等不规范行为,导致弊大于利,反而损害儿童的健康。

5. 治疗要彻底 发热、剧烈咳嗽、气促常常是家长关注的症状,当患儿这些症状减轻,仅见喷嚏、单声咳、晨起咳痰、食欲欠佳等症时,由于惧怕药物不良反应,常常寄希望机体自愈,不再用药,结果病邪残留体内,一旦气候变化或接触其他患者,感染就会再发,家长以为疾病刚好就又生病了,实际是治疗不彻底,疾病没好透的缘故。因此,一旦发生呼吸道感染,必须彻底治疗,不留遗患。

6. 合理使用免疫制剂 近年来免疫增强剂的临床运用,尤其是与抗生素联合运用,在对抗炎症的同时增强患者的特异性和非特异性免疫功能,越来越受重视。常见的如:微生物制剂(各种细菌溶解物或提取物、卡介苗及其提取物等)、化学制剂(匹多莫德、左旋咪唑、咪喹莫特等)、生物制剂(免疫球蛋白、胸腺素、干扰素、转移因子等)。需要注意的是,需结合免疫学检查,明确是否存在免疫功能低下或缺陷;若免疫功能正常者,无需使用免疫增强剂。

7. 中医药防治 复感的发生根本原因是正虚邪恋,采用中医药内服和外治,常用的譬如:颗粒剂、汤剂、膏方等内服剂型,小儿推拿、穴位敷贴、耳穴埋豆、刮痧、针刺、艾灸等外治手段,使患儿顺利度过急性期和迁延期,则复感有望向愈。虽然需要草药久服,但只要辨证准确,不会对人体造成伤害。

星星此次就诊,在急性期、迁延期、恢复期适当采用中草药汤剂内服,结合小儿推拿、耳穴埋豆、穴位敷贴等法,结合家庭调护指导,医患配合,顺利治愈复感。

· 日常生活中如何合理晒太阳? ·

晒太阳可以增强儿童体质,使其骨骼健壮结实,促进儿童拥有乐天达观的个性。同时,适度接受日光照射,加强吸收维生素D,促进钙的吸收,利于生长,减少影响呼吸系统功能的佝偻病的发生。除了对花粉过敏的孩子要尽量减少户外晒太阳的频率外,其他孩子都应该顺应自然,在空气质量好的日子里,选择适宜的时间段,适度接受阳光的沐浴。

1. 晒太阳前的准备

(1) 晒太阳前别洗澡。洗澡时可将人体皮肤中合成的活性维生素D的材料"7-脱氢胆固醇"洗去,减少了促进人体钙吸收的作用。

(2) 晒太阳不宜选择刚吃好饭或者空腹时进行,最好是饭后1~2小时。

(3) 晒太阳时最好穿红色服装。红色服装能过滤掉杀伤力很强的短波紫外线,减轻紫外线对皮肤的损害。次选白色服装,忌穿黑色服装。

(4) 晒太阳时不要穿得太多,衣着过厚,短时间晒太阳孩子就会出汗,出汗后受风寒易感冒。

(5) 对具有佝偻病症状或平时从未服过鱼肝油和钙片的孩子,特别是营养不良或人工喂养儿,应先服用一段时间的维生素D,以防在晒太阳时突然发生抽搐。

(6) 晒太阳前,可让孩子摄取富含维生素D的食品,如鱼类、鸡蛋、强化牛奶、早餐麦片和维生素补充品。如给孩子服用维生素 D,效果会更好。

(7) 对于可能增加人体对阳光的敏感性,诱导日光性皮炎的某些蔬菜,如油菜、菠菜、芹菜、荠菜、莴苣、木耳等,晒太阳前需谨慎食用。

2. 晒太阳的时间

(1) 炎热夏季减少专门外出晒太阳的时间,春、秋、冬季晒太阳每天应控制在半小时之内。

(2) 6～9 时这一时间段,阳光以温暖柔和的红外线为主,紫外线相对薄弱。红外线温度较高,对人体主要起温热作用,可促进血液循环和新陈代谢,增强人体活力。

(3) 9～10 时和 16～17 时这两个时间段,照射特点是紫外线中的 A 光束成分较多,这时是储备体内"阳光维生素"维生素 D 的大好时间;同时还可以促进肠道钙、磷的吸收,促进骨骼正常钙化。此外,这两个时间段晒太阳,可以消灭细菌和病毒的活力,刺激血液再生,增强机体免疫力,增强人体体力,促进黑色素形成来抵御紫外线的晒伤。至于中间的几个小时,特别是 10～16 时,对皮肤有害的紫外线 B 光束和 C 光束在光照中含量多,要尽量避免接触阳光。

3. 晒太阳的方式

(1) 孩子开始晒太阳时,可穿着和平时一样多的衣物,等感觉热了就应脱下厚重衣物,以感觉舒适为宜。晒太阳时,不要全身上下包裹严实,要让阳光与孩子的手、脚、胳膊、小腿及臀部皮肤直接接触,切记阳光直射脸部及眼睛。

(2) 晒太阳必须循序渐进,从短时间和小面积开始,逐渐增加时间和扩大照射面积。从每次晒太阳 5 分钟开始,渐渐地增加时间,直到每天晒太阳 30 分钟。可以先晒孩子的手脚,每过 4～5 天可多裸露一点,渐次暴露到小腿、胳膊。低龄小儿,还可以暴露臀部。

(3) 晒太阳时,孩子可以在家长协助下,做适当运动。例如,迎着阳光抬腿,使孩子的腿由低到高慢慢抬起,再慢慢放下,反复 5～10 次。

4. 晒太阳的地点

(1) 尽量带孩子到一些绿化较好、空气清新的公园晒太阳。

（2）新生儿可在室内阳台上、屋檐下或开窗让孩子沐浴阳光，但不要隔着玻璃，以免降低紫外线照射效果。

5. 晒太阳后的照顾

（1）晒完太阳之后，要及时添加衣物，防止回到阴冷的居室受风寒导致感冒。

（2）晒太阳时可能因为运动流汗等原因损失一部分水分，所以晒太阳后，应及时补充水分。同时，及时洗脸并涂上润肤露，避免皮肤过于干燥而出现皮肤问题。

（3）若皮肤出现发红、脱皮或起红疹、红斑等，应暂停晒太阳。

星星处于生长发育的关键时期，因此，对微量元素钙的需求较大，除饮食均衡外，建议使用以上方式进行正确合理地"晒太阳"，避免因维生素 D 缺乏导致钙磷代谢异常，继发肌肉脆弱导致抗病能力下降。

二、反复呼吸道感染——既病防变相关知识

· 如何实现反复呼吸道感染的既病防变？·

"既病"是指患儿已被诊断为复感。家长此时既不能带着患儿盲目治疗，也不能放任不管，需要及时选择就医，接受系统正规治疗，急性期、迁延期、恢复期三期施治，万不可半途而废，反而导致疾病错综复杂。

注意患儿病情的仔细观察和记录，为医生诊治和判断预后提供第一手资料，避免一问三不知，医生对患儿的平时症状不了解，无法准确辨证分析。

家长注重学习疾病调护知识，在疾病的不同阶段，给予不同的饮食、起居、运动等调护，配合治疗。同时，遇到疾病突发情况，例如高热惊厥，能够施以简单处理，避免病情恶化。

对于那些既没有潜在患病可能，又没有患过呼吸道感染的孩子来说，若出现反复流涕、鼻塞、咽痛、咳嗽、耳痛、发热等至少一种临床症状，也可以参照本病的部分治疗手段进行治疗，以期更好地生长发育。

·反复呼吸道感染如何进行临床分类？·

目前主要有两种分类方式。

第一，根据复感的起病情况分类：分为出生后即起病、出生后 6 个月起病、入托后起病、一次感染后起病、预防接种后起病、其他六类。出生后即起病的患儿，由于其所处环境相对清洁，提示自身免疫功能障碍可能性较大；出生 6 个月起病，提示患儿可能体液免疫障碍；部分患儿以一次感染（如肺炎）或一次预防接种为诱因起病，可能与某些特殊病原感染有关。

第二，根据呼吸道感染的部位分类：可进一步细分为反复上呼吸道感染和反复下呼吸道感染两类，其中反复下呼吸道感染还可以细分为反复气管支气管炎、反复肺炎。

星星 1 年内患急性上呼吸道感染 7 次、急性支气管炎 3 次、肺炎 2 次，符合复感染的判断条件，结合实验室检查，存在体液和细胞免疫功能不足，维生素和微量元素缺乏，复感诊断明确。根据复感的起病情况，属于入托后起病；根据呼吸道感染的部位进行分类，因病种包含上、下呼吸道感染，故而不需再细分反复上呼吸道感染或反复下呼吸道感染。

·反复呼吸道感染的相关检查有哪些？·

1. 急性期

（1）体格检查：① 生长发育状况；② 营养状况；③ 皮肤、淋巴结、耳鼻咽喉科检查；④ 心肺听诊；⑤ 腹部视触叩听；⑥ 舌脉。

（2）辅助检查：① 血常规、CRP；② 支原体检测。

（3）其他：若病情危重，另需进行病原学检查。如采用血培养、痰培养、支气管肺泡灌洗液涂片和培养、病原抗体检测及病原分子生物学检测等实验室检查。必要时需进行双肺 X 线检查和肺功能检查。

2. 迁延期

（1）体格检查：① 营养状况；② 皮肤、淋巴结、耳鼻咽喉科检查；③ 心肺听诊；④ 腹部视触叩听；⑤ 舌脉。

（2）免疫指标检测：包括血清免疫球蛋白、T淋巴细胞亚群、补体等。

（3）血清微量元素检测：包括钙、铁、锌、铅、镁、铜。

（4）血维生素检测：包括维生素A、维生素D、维生素C。

（5）过敏原检测：① 吸入性过敏原：户尘螨/粉尘螨、猫毛皮屑/狗毛皮屑、鸡蛋白/鸡蛋黄、鱼虾蟹、矮豚草、蒿、蟑螂、点青霉分枝胞霉/烟曲霉、柏/榆/梧桐/柳/三角叶杨、葎草、牛奶、牛肉羊肉、腰果花生黄豆、芒果、小麦。② 食物性过敏原：蛋清蛋黄、牛肉、鸡肉、鳕鱼、玉米、蟹、蘑菇、牛奶、猪肉、大米、虾、大豆、西红柿、小麦。③ 注射性过敏原：蚊子或蜜蜂等昆虫叮咬液、青霉素、头孢、疫苗。

（6）中医单项症状评分：参照《小儿反复呼吸道感染中药新药临床试验设计与评价技术指南》而定。包括：气短、乏力、食少、纳呆、大便溏薄、大便干结、五更泄泻、恶风/寒、腰膝酸软、夜尿多、形寒肢冷/四肢不温、口渴、多汗、盗汗、自汗、手足心热、面色少华、形体消瘦。

（7）体质量表测评：参照《3～6岁儿童中医体质量表》进行。

3. 恢复期

（1）体格检查：① 营养状况；② 皮肤、淋巴结、耳鼻咽喉科检查；③ 心肺听诊；④ 腹部视触叩听；⑤ 舌脉。

（2）血清免疫学检测：包括血清免疫球蛋白、T淋巴细胞亚群、补体等。

（3）血清微量元素检测：同前。

（4）血维生素检测：同前。

（5）中医单项症状评分：参照《小儿反复呼吸道感染中药新药临床试验设计与评价技术指南》而定。包括：气短、乏力、食少、纳呆、大便溏薄、大便干结、五更泄泻、恶风/寒、腰膝酸软、夜尿多、形寒肢冷/四肢不温、口渴、多汗、盗汗、自汗、手足心热、面色少华、形体消瘦。

（6）体质量表测评：参照《3～6岁儿童中医体质量表》进行。

在星星急性期，考虑急性支气管炎，予以检测血常规、CRP、支原体等协助诊治。进入复感迁延期和缓解期后，分别进行免疫指标、微量元素、维生素含量、过敏原检测、中医单向症状评分和体质测评，协助疾病治疗、预后分析、疗效评估。

· 反复呼吸道感染的中西医治疗原则是什么？·

1. 西医治疗原则　主要是抗感染治疗，同时注重机体自身免疫功能的改善。

（1）急性期：抗感染治疗、对症处理等。

（2）迁延期、恢复期：使用免疫调节剂或补充微量元素、营养支持等疗法。

2. 中医治疗原则　分期论治，内外合治，急则治标，缓则治本。除药物内服治疗外，可予推拿、艾灸、敷贴、耳穴埋豆等外治疗法。

（1）急性期：以邪实为主，正虚为辅，当辨寒、热、夹积、夹痰等不同，治疗重在祛邪治标，同时照顾到正虚的特点，避免用药发散太过，使汗出伤津，或者寒凉太过，伤阳败胃，反而病邪未尽，正气难复，病情反复。

（2）迁延期：主要为正虚邪恋，当辨别虚、实、痰、瘀等不同，治疗重在祛邪兼扶正，祛邪务尽，消除残余症状，同时改善患儿体质。

（3）恢复期：以正虚为主，当辨肺、脾、肾何脏虚损为主或者是否存在营卫不合，治疗重在扶助正气，施以健脾益气、补肾健脾、养阴益气、调和营卫等法。

· 反复呼吸道感染的西医防治措施有哪些？·

1. 急性期

（1）抗感染：① 细菌感染：根据病情、细菌类型、抗菌药物使用的适应证等，选用适当的抗生素，避免频繁更换抗生素，疗程切忌过短，否则不但起不到治疗作用，还可导致病原菌产生耐药性、菌群交替、多种病原微生物的混合感染，以及致病菌暂时受到抑制，遇到机会"死灰复燃"。② 病毒感染：对病毒性感染尚缺乏有效西药,可遵照医嘱适当服用利巴韦林、干扰素等抗病毒药物。

(2) 对症处理：咳嗽、咳痰明显者,根据不同年龄和病情,正确选择祛痰、平喘药物;咳嗽、喘息显著者,雾化吸入治疗协助解除支气管痉挛和水肿;流涕、鼻塞明显者,及时清除鼻痂、鼻腔分泌物,重视湿化呼吸道;高热者(T>38.5℃),选择性给予药物降温,如口服对乙酰氨基酚或布洛芬等。

2. 迁延期、恢复期

(1) 寻找基础疾病：通过详细询问病史,体格检查,进行必要的临床辅助检查,积极寻找并治疗潜在的基础疾病。如：患有先天性心脏病,采用手术或介入治疗等。

(2) 应用免疫制剂：临床针对免疫功能低下的患儿,根据免疫缺陷类型选择性使用免疫调节剂,常见的如：微生物制剂(各种细菌溶解物或提取物、卡介苗及其提取物等)、化学制剂(匹多莫德、左旋咪唑、咪喹莫特等)、生物制剂(免疫球蛋白、胸腺素、干扰素、转移因子等)。

(3) 补充微量元素及维生素：补充钙、铁、锌、维生素A、维生素B、维生素C、维生素D等,促进体内各种酶及蛋白的合成,促进淋巴组织发育,维持体内正常营养状态和生理功能,增强机体的抗病能力。

星星急性期就诊,病程尚短,病情不重,未见并发症,血象未达危急值,故而未采用抗感染西药,仅门诊采用中医药治疗而获效;其后在迁延期和恢复期,考虑患儿虽然微量元素A、锌缺乏、免疫力不强,但属于轻度异常,而且患儿对中医药治疗依从性好,家长能够配合家庭饮食调护等,故而未使用免疫制剂和微量元素、维生素制剂,医患配合,中医药治疗治愈疾病。

· 反复呼吸道感染的中医治疗措施有哪些？·

1. 内治法

(1) 急性期：① 风寒犯肺：辛温解表、宣肺止咳、化痰平喘;依据病情轻重,选用荆防败毒散、华盖散等加减。② 风热犯肺：辛凉解表、清肺化痰、止咳平喘;依据病情轻重,选用银翘散、桑菊饮、麻杏甘石汤等加减。③ 暑邪犯肺：清暑化湿解表;予新加香薷饮加减。④ 毒热犯肺：清瘟解毒、泻肺开闭;依据病情轻重,选用银翘散、普济消毒饮、黄连解毒汤、麻杏甘石汤等加减。⑤ 痰热犯肺：清化痰热、肃肺止咳、开肺定喘；予清金化痰汤、五虎汤、葶苈大枣泻肺汤等加减。⑥ 兼证分别治之。如：夹滞加保和丸加减，夹惊加镇惊丸加减，阴伤加沙参麦冬汤加减，气虚加人参五味子汤加减。

（2）迁延期：兼用急性期和恢复期之治，根据邪正盛衰的不同而有所侧重，并考虑久病入络，久病兼痰，佐加化痰祛瘀之品。

（3）恢复期：① 肺脾气虚：补肺固表、健脾益气；予玉屏风散合六君子汤加减。② 营卫失调：和营固表；予黄芪桂枝五物汤加减。③ 脾肾两虚：温补肾阳、健脾益气；予金贵肾气丸合理中丸加减。④ 肺脾阴虚：养阴润肺，益气健脾；予生脉散合沙参麦冬汤加减。

2. 外治法　清代吴师机著《理瀹骈文》中提出："外治之理即内治之理，外治之药即内治之药，所异者法耳。"时下，由于外治法在一定程度上阻止了药物进入体内可能的损害，解决了患儿服药困难、依从性差等问题，运用针灸、推拿、穴位敷贴、拔罐、耳穴埋豆等法治疗复感正日益受到人们的重视。

（1）小儿推拿

1）注意事项：操作者的需要修剪指甲；冬季先搓热双手再操作；手法强调轻快柔和、平稳着实；推拿环境温度适宜、避免风吹着凉；患儿如伴有骨折、出血、皮肤病等情况，不宜做推拿。

2）各类手法的具体操作：① 补脾经 200 次：拇指末节螺纹面（拇指桡侧指端到指根），屈拇指向心推，可健脾胃、补气血。② 补肺经 200 次：无名指末节螺纹面，向心推，可补益肺气。③ 补肾经 200 次：小指末节螺纹面，旋推指末节螺纹面，可补肾益脑，温养下元。④ 运内八卦 100 次：手掌面，以掌心（劳宫穴）为圆心，以圆心至中指根横纹内 2/3 和外 1/3 交界点为半径，画一圆，操作者用拇指周而复始的旋运，可调和五脏、升清降浊。⑤ 揉天突 200 次：操作者用拇指或者食、中指指端按揉胸骨上窝中央处，可宽胸理气、宣肺降痰。⑥ 揉膻中 200 次：操作者用拇指或者食、中指指端按揉两乳头连线的中点，可宽胸理气，止咳化痰。⑦ 揉足三里 200 次：操作者用大拇指或者食、中指指端按揉外膝眼下 3 寸、胫骨外旁开 1 寸的足三里穴，可调中理气，通络导滞。

⑧ 揉涌泉 200 次：操作者用拇指或者食、中指指端螺纹面按揉蜷足时足前部凹陷处,可纳气平喘。⑨ 揉肺俞、脾俞、肾俞各 200 次：均为背部俞穴,操作者用拇指或食指螺纹面以适当力度对准穴区按揉,可补益肺脾肾。⑩ 分推肩胛骨 100 次：用八字形分推法,从肩井穴开始,沿着肩胛骨内侧缘,从上而下,往两侧分推,着力点适当用力,依次经过肩井穴、风门穴、肺俞穴、厥阴俞等穴,可宣肺止咳、理气化痰。⑪ 捏脊：两手沿着脊柱的两旁,用捏法把皮捏起来,边提捏,边向前推进,由尾骶部捏到枕顶部,重复 3～5 遍,可通经络、强健身体。

(2) 针灸疗法：体针多取大椎、肺俞、足三里、肾俞、关元、脾俞,每次取 3～4 穴,轻刺后灸 10 分钟,隔天 1 次。在好发季节前用做预防性治疗。

(3) 伏九敷贴：在夏季三伏和冬季三九,进行穴位敷贴,每周 2 次,每次 20 min,连续 3 周为 1 个疗程,一般需连续治疗 3 年。需要注意的是,不是人人都适合伏九敷贴,敷贴前最好由专业医生进行体质测评,再决定是否采用该疗法。另外,各家医院医疗机构大多开展了三伏天和三九天治疗,但敷贴选穴的不同和使用药物的不同,会直接影响起效途径和效果。

(4) 耳穴埋豆：先将耳郭皮肤用 75% 酒精棉球消毒,取 0.4 cm×0.4 cm 方形胶布,中心贴磁疗珠,对准所选耳穴进行贴压,用手指轻按压至耳部发热即可。每天轻揉 3 次,隔 7 天换 1 次耳穴贴,根据病情治疗时间不等。

星星此次以复感急性期(急性支气管炎)就诊,予以麻杏石甘汤加减内服,宣肺清热,利气通窍,化痰止咳;结合小儿推拿(清天河水)退热;辅以家庭调护,一周控制急性感染。其后进入迁延期,以六君子汤合三子汤加减内服,健脾益肺、通窍化痰;结合耳穴埋豆(肺、脾、肾、咽喉、气管、内鼻、外鼻)扶正祛邪;辅以家庭调护治疗。一个月后转入恢复期,以生脉散合六君子汤加减,健脾益气,补肺固表;结合耳穴埋豆共六周;以及四季小儿推拿(辨体捏脊)、伏九穴位敷贴等增强抵抗力;辅以家庭调护,有效地截断了复感的发展变化,患儿呼吸道感染的次数减少,病情减轻,疗程缩短,不再需要静脉给药,体质改善,终获临床治愈。

·影响复感预后的因素有哪些?·

通常情况下,影响复感预后的因素主要包括,患儿的机体状况、疾病本身的特点、病情、诊疗是否及时有效、生活调护是否适宜等。① 起病年龄越小,预后越差。② 具有严重的过敏史(包括过敏性鼻炎、湿疹等),有家族过敏史者,其治疗比较困难,预后较差。③ 病情严重,以反复下呼吸道感染为主,每次需要静脉给药,而且疗程长者,预后差。④ 不认真遵从医嘱进行系统规范治疗,不能坚持摄生调护的,预后较差。⑤ 病情控制不佳,出现哮喘、心肌炎、肾炎等并发症者,预后差。

星星起病于上幼儿园后,病史1年,无家族史,确诊复感后得到了及时正确的临床治疗和家庭护理指导,收效明显,达到临床治愈,预后良好。

·临床常见的呼吸道感染防治误区有哪些?·

(1) 出现急性呼吸道感染,优先选择西医治疗?

不一定! 选择西医治疗还是中医治疗,建议从以下几方面考虑:① 患儿依从性:如果患儿不能耐受中药气味,无法吞服中药汤剂,建议西医治疗。如果患儿对中药依从性好,可选择中医治疗。② 病情严重程度:如果患儿已经出现心衰、肺水肿等危急重症,建议西医急救,挽救生命为先。③ 给药时间长度:如果患儿持续使用或频繁更换抗生素等西药,病情时好时坏,无法停药,为避免产生化学药物的毒副作用,建议更换中医治疗。

(2) 中医只能治疗慢性病?

错! 早在西晋时期,就已经有了葛洪编著的《肘后备急方》,记述了卒中(中风)、昏迷、暴死、急腹症等急症的中医简易急救方法,对伤寒、疟疾、结核病、天花、麻风等烈性传染病以及临床各科疾病的治疗均有详尽介绍,指导着临床的急诊和医疗。现代之所以认为中医只能治疗慢性病,与西医的快速发展,某些中医药手段和药物使用被限制等均有一定关系,因此,只能说在当前环境下,中医更多地被用于治疗慢性病。

(3) 中药毒性发现不了,更可怕?

中药之毒有广义和狭义之分。狭义的毒,就是能够破坏机体组织结构或正常生理功能,引起暂时性或持久性的病理状态,甚至危及生命的毒。广义的毒,就是药物的寒凉温热等偏性。对于健康人而言,人体处于阴阳气血调和的状态,这时进入人体的中药,不论有无狭义之毒,都会改变人体的内环境平衡,引起人体的不良反应,这时就可以认为中药有毒。对于患病人群而言,人体处于阴阳气血偏颇状态,只要医生辨证准确,用药精当,恰好利用药物的偏性补偏救弊,从而恢复人体的内环境平衡,这时就不能认为中药有毒,即使药物有狭义之毒,也可以是以毒攻毒,对人体有益。

(4)抗生素不良反应大,不能用?

错!近些年来,一些抗生素不合理使用现象(如:无指征用抗生素、抗生素用量不足或过量、给药方式不合理、经验用药等)造成人体免疫损伤的案例频频曝光,使人们"谈抗色变"。事实上,一旦感染且有抗生素使用指征,只要合理、足量、足疗程地使用抗生素,还是对机体有益的,可以积极控制病情,防止疾病进一步传变。因此,抗生素不是不能用,而是需要谨慎合理使用。

(5)免疫力低下就应该使用免疫增强剂?

不一定!假定正常人体的抗病能力是100%,患者抗病能力下降到80%,此时立即注射丙球,外援增加了20%的抗病能力,外表看上去抗病能力提升到基本100%,但是它不是患者自身的抗病能力提高了,而且外援反而导致自身抗病能力懈怠,只注射1支丙球不要紧,连续注射几支,人体自身的免疫功能撤退,比原来还低下,所以临时用还行,长期用不行。那么,如何才能持久提高机体免疫力呢?需要中西医结合治疗。先注射1支丙球迅速提升抗病能力,同时给予中药扶正治疗缓慢提升抗病能力,等丙球的作用缓慢撤退,中药促进的自身免疫力缓慢提升,相得益彰,真正提升机体自身免疫力。

(6)咳嗽了就要赶紧服用镇咳药?

不一定!镇咳药主要用于频繁剧烈的刺激性干咳,在多痰或肺淤血时禁用。

(7)接种过流感疫苗就不会再感冒了?

错!病毒的种类很多,每年引起流感的病毒也是不相同的,流感疫苗不能一劳永逸,所以,接种流感疫苗并不能永久阻止感冒发生。

· 儿童体温正常参考值是什么？·

（1）口腔温度范围 36.7～37.7℃。

（2）腋窝温度范围 36.0～37.4℃。

（3）直肠温度范围 36.9～37.9℃。

· 发热临床如何分级？·

1. 低热　腋温 37.5～38℃；口温 37.4～38℃。

2. 中等热　腋温 38.1℃～39℃；口温 38.1～39℃。

3. 高热　腋温 39.1℃～41℃；口温 39.1～41℃。

4. 超高热　腋温 41℃以上；口温 41℃以上。

· 日常生活中如何正确判断患儿是否发热？·

1. 错误的判断　家属用手触患儿额头和手心时，自觉患儿皮肤发烫，则认为患儿属于发热。

2. 正确的判断　发热是指患儿体温的异常升高，家长的手不能充当体温计，以体温计检测为准。

3. 发热分生理性发热和病理性发热

（1）生理性发热：通常情况下，人体的体温在某些因素的影响下，常常会出现一些波动。例如，傍晚时分，体温较清晨偏高；小儿在进食、哭闹、运动后，或者衣被过厚、室温过高时，体温偏高。如果小儿出现这种暂时的、幅度不大的体温波动，只要一般情况良好，精神活泼，没有其他症状和体征，均属于生理性发热。

（2）病理性发热：一般会合并其他表现。如体温高于正常值上线并伴有心跳加速，呼吸加快，身体感觉极度不适，有食欲缺乏及全身无力的现象，婴儿因不会说话而变得躁动、哭闹不安等，多属于病理性发热。

· 发热了是不是会烧坏脑子？·

大多数家长认为，孩子发热可能引起高热惊厥、癫痫、脑瘫等，会烧坏脑子。事实上，发热本身不会烧坏脑子，患儿之所以出现脑子烧坏的表现，根本原因是由于病原体直接侵入脑内而损伤大脑。发热只是由于体温调节中枢被破坏而出现的疾病表象。所以，发热不是烧坏脑子的元凶,只是部分颅脑受损的伴随表现而已。

·临床上常用的降温方法有哪些?·

1. 物理降温

(1)湿温敷:用湿温半干的毛巾敷在患儿胸腹部,但要注意室温以免着凉。也可用稍凉的湿毛巾(约25℃)拧成半干,放在患儿额部、颈部、腋下及大腿根部进行冷敷,每5分钟换1次。

(2)冰敷:用冰袋放在患儿额部、双侧颈部,也可以放在腋下及双侧腹股沟的部位,只适合稍大的患儿使用,建议在冰袋外裹一层布以防局部冻伤患儿肌肤。6个月以内的小儿可以使用冰凉贴缓解高热不适。需要注意的是,对于出疹性疾病的发热患儿不宜采用冰敷降温,以免疹没病重。

(3)温水洗澡:对于体温在39℃以上的患儿,还可以采用泡温水澡与温水擦浴的降温方法。水温以36~37℃适宜。泡浴时让患儿身体浸泡在水里,同时用温润毛巾在四肢和前胸后背上下搓揉,时间为20~30分钟,4~6小时1次。

(4)中医外治:对于呼吸道感染导致的发热,采用小儿推拿退热。常用方法:① 清肺经:自无名指掌面末节指纹推向指尖300次。② 清天河水:患儿坐位或仰卧位,家长用一手握住患儿四指,使患儿掌面与前臂掌侧向上,另一手食指、中指螺纹面并拢,蘸自来水自手掌内劳宫穴经掌后腕横纹中点至肘窝止,呈单方向推100~200次左右。

2. 药物降温

(1)水剂:较温和,最普遍使用的如小儿布洛芬混悬滴液糖浆、对乙酰氨基酚滴剂等,对患儿的胃肠道刺激较小。

(2)栓剂:一般以水剂栓剂用来塞肛门,由直肠吸收,效果快速,患儿拒绝吃药时可使用,但用量不宜过多。

(3)针剂:针剂最不安全,剂量掌握不好容易导致患儿过敏、休克,一般不推荐在家使用。

在给患儿使用退热药时,一定要谨遵医嘱,不可多服或将剂量增加,也不可几种退热药合并使用。

· 只要发热,就需要药物降温吗? ·

一般情况下,生理性发热无需药物处理。病理性发热需根据热型及临床表现采取合理的降温措施。如果患儿腋温高于 38.5℃,物理降温后体温控制不理想,伴有口干乏力、烦躁等临床症状,就需在医生的指导下使用退热药降温。如果患儿曾经有高热惊厥史,药物退热的使用标准要降至 38℃。

星星既往有高热惊厥史,首次腋温 38.1℃,属于中等热,家长自行予美林口服 1 次后汗出热退,虽 4 小时后发热又起(腋温 38.5℃),但未见高热惊厥,而且及时到医院就诊。可见,这种应急退热方法是正确的。唯一不足的是,家长未采用物理降温结合药物降温,缓解患儿不适,因此患儿就诊时明显神萎、乏力。

· 如何识别发热惊厥? ·

凡是小儿神经系统以外的感染所致 38℃ 以上发热时出现的惊厥就称为小儿发热惊厥。属于儿科常见急症。主要特点是先有发热,在发热开始后 12 小时内,在体温骤升之时,突然出现惊厥发作。表现为两种类型:

1. 简单型惊厥　全身性抽搐。发作时间少于 15 分钟,在同一发热期最初抽搐后则不重复发作,脑电图正常。发作后没有肢体麻痹。一般发生在无高热惊厥家族史的儿童群体。3 个月龄至 5 岁的儿童多见。

2. 复杂型惊厥　局限性抽搐。发作时间超过 15 分钟,24 小时发作次数超过 1 次,脑电图不正常,与癫痫有较高的危险性。可以有发作后肢体麻痹。一般发生在有高热惊厥的家族史的儿童群体。

· 发热惊厥与寒战怎么区分? ·

发热惊厥与寒战均可见肌肉的震颤,家长们该如何区分两者呢?

首先,累及肌肉不同。寒战表现为关节的有规律的震颤,通常是全身震颤,要累及关节周围的肌肉,很少累及面部肌肉或呼吸肌;但是在热性惊厥中,这两种肌肉常受累。

其次,意识不同。寒战时意识没有丧失的;而热性惊厥时意识丧失,通过看眼神活动能看出来。

最后,看是否能止住。握住颤动的肌肉时,寒战能止住;而热性惊厥无法控制。

· 患儿出现发热惊厥,家属怎么办? ·

(1)家长要保持镇定。患儿惊厥发作时,家长应立即指压人中、合谷;同时松解患儿颈部衣扣,取侧卧位或仰卧头偏向一侧;及时清除口咽部及鼻腔分泌物,保持呼吸道通畅;为防止抽搐时咬破舌头,可用纱布裹筷子放置于上下齿之间;当牙关紧闭时,不要强行敲开,以免损伤牙齿。与此同时,立即求救120或就近请医生治疗,切忌长途奔跑去大医院,使惊厥不能在短期内控制住,造成小儿脑缺氧,脑水肿甚至脑损害。

(2)惊厥发作停止后,应及时去医院就诊,以便明确诊断,避免延误治疗。

· 如何护理有发热惊厥病史的患儿? ·

1. 体温监测 患儿一旦有发热可能,立即体温计测量体温,发现体温高于正常,则按照降温处理的原则及时处理(体温<38.5℃的患儿实施物理降温;对于体温≥38.5℃的患儿采用药物降温;对于持续性高热患儿实施物理降温以及药物降温)。

2. 心理护理 由于发热惊厥具有起病急、病情发展迅速等临床特点,容易导致患儿及家长出现各种不良情绪,如抑郁、焦虑以及恐惧等。因此,医护人员应主动与患儿家长交流和沟通,向患儿的家长传授与疾病有关的知识,同时诱导患儿及家长树立治疗信心,排除不良情绪,主动配合治疗。

3. 饮食护理 鼓励患儿平素饮食清淡、易消化、富含维生素;多喝水、鲜果汁、西瓜汁等;忌食高热量的食物和鱼腥发物。

星星既往有高热惊厥(简单型)病史,但无高热惊厥家族史,追问家长,高热惊厥发作过后,家属非常警惕,平时注重患儿体温监测,发热时及时控制体温,因此未见反复高热惊厥。

· 高热惊厥的中医治疗措施是什么? ·

高热惊厥属于中医的"急惊风"范畴。病因责之于感受外邪,入里化热,热极生风所致。对于高热惊厥的处理,不仅限于惊厥发作之时,更注重惊厥发作之前,和惊厥发作之后。

(1)惊厥发作之前:当患儿出现惊厥先兆时,如:高热的患儿手脚冰凉,不哭不闹总是睡觉,家长捂汗而不出汗等,可以选用牛黄镇惊丸、救急散、小儿牛黄散等中成药,或用羚羊角粉冲服。

(2)惊厥发作之时:急予针刺人中、涌泉等穴位,尽快控制抽搐。

(3)惊厥发作之后:在治疗原发病的同时,结合平肝息风、化痰祛瘀的方法实现标本兼治,如采用钩藤、生牡蛎、僵蚕、地龙、全蝎、蝉蜕、赤芍、石菖蒲等药物,熄风止痉,预防惊厥反复发作。

· 急性呼吸道感染控制后,患儿是否应该多进食? ·

复感患儿频繁发生急性呼吸道感染,日久影响正常发育,体重下降,家长总感觉患儿需要补补,因此在急性感染一控制,就想方设法让孩子多进食,多补补。事实上,患儿病后胃肠道功能尚未完全恢复正常,过度进食也不能很好地吸收,不但不能达到进补目的,反而增加胃肠道负担,外邪入侵就发生新一轮的感染,即中医所说"食复"。

星星本次急性支气管炎,急性期嘱家长给予患儿少量多次饮水及进食,饮食宜细软而清淡,忌生冷黏滑等品,有效配合治疗,未发生"食复"。

· 热退后仍有咳嗽的儿童是否可以去学校上课? ·

病毒、细菌感染后可导致免疫系统功能暂时性的抑制,"暂时"的时间长短难以确定,如果这段免疫力不足的时间,孩子过于劳累,并且进入人员密集的集体中生活,很容易导致再次呼吸道感染。因此,不建议由于担心延误功课急着送去上课,在有条件的情况下,建议让孩子在家里多休息一段时间。

· 儿童腺样体肥大怎么办? ·

腺样体是位于鼻咽顶后壁的淋巴组织,当炎症反复刺激腺样体就会产生病理性增生肥大,进而引起鼻塞、张口呼吸(严重时可出现呼吸暂停)、睡眠打鼾(仰卧时更明显)的阻塞性睡眠呼吸暂停低通气综合征。本病长期不愈,可引发鼻炎、鼻窦炎、中耳炎和听力下降等,并可导致"腺样体面容",更甚者因长期缺氧影响大脑发育、出现肺源性心脏病等,严重危害患儿健康。

目前,最常用治疗手段为腺样体切除术,切除术治疗成功率为85%,但手术麻醉也会给患儿带来一定的风险;部分患儿术后仍存在阻塞性睡眠呼吸暂停低通气综合征,或者出现腺样体再度肥大;且手术治疗使免疫防御功能受损,增加上、下呼吸道感染的发病概率。

中医对腺样体肥大的治疗,常采用活血化瘀、软坚散结、解毒消肿等法改善肥大程度,同时调理患儿体质,因此,对于腺样体堵塞鼻后孔不超过 3/4,未引起阻塞性睡眠呼吸暂停低通气综合征的孩子来说,建议优先选择中医药治疗。

星星患腺样体肥大 1 年(堵塞鼻后孔约 1/4),有睡眠打鼾的表现,但家长未予手术治疗,本次就诊在复感迁延和恢复期治疗时,增加化痰祛瘀等品,不仅治愈复感,腺样体肥大也得到改善。

· 扁桃体反复肿大或化脓,是否需要切除? ·

扁桃体是人全身淋巴系统的一部分,也是人体防御系统的一部分,可以增加身体的细胞免疫功能和体液免疫功能,所以,扁桃体对人体有保护作用。但是如果患儿反复扁桃体肿大或化脓,是否应该手术切除医学界意见和切除标准并不完全一致。比较公认的是,有下列情况的患儿可以考虑扁桃体切除:① 反复发作的急性扁桃体炎,每年发作在 5～6 次以上,表示扁桃体本身已经失去了"门户"作用。② 扁桃体极度肿大,在儿童睡觉时影响呼吸,如打呼噜、张口呼吸,长此以往会造成儿童慢性缺氧状态。③ 反复发生扁桃体化脓,每年发作在 6 次以上,说明扁桃体内有慢性感染灶存在,会引发风湿热和急性肾炎。④ 有扁桃体周围脓肿史或其他系统并发症。

· 复感处于迁延期,咳嗽不断的儿童,是否需要居家雾化治疗? ·

雾化吸入是利用高速氧气气流,使药液形成雾状,再由呼吸道吸入,达到治疗的目的。可以消除呼吸道炎症和水肿,稀化痰液,帮助祛痰,解痉平喘。如果患儿痰液痰稠艰出,咳嗽时气息急促,在经济能力允许的情况下,可以在家里买一台压缩雾化机可以给孩子雾化。

· 复感儿夜间鼻塞怎么办? ·

患儿夜间鼻塞,影响呼吸和睡眠时,可以在临睡前用5‰麻黄碱溶液滴鼻,每次1～2滴。或者两手对搓,掌心搓热后按摩迎香穴(鼻沟内,横平鼻外缘中点)十余次。或在杯子内倒入开水,对着热气做深呼吸,直到杯中水凉为止。采用这些措施协助减轻鼻塞症状。

· 反复呼吸道感染的家庭护理原则是什么? ·

1. 居处环境　保持室内空气新鲜,温湿度适宜(室温度23℃左右,室内湿度60%左右),避免对流风,避免被动吸烟及异味刺激。

2. 饮食护理　饮食宜清淡而富有营养,少食多餐,晚餐忌进食过饱;忌食辛辣、油炸、冷饮、糖果、巧克力、海鲜、膨化食品及碳酸饮料等。平时多饮水,多食蔬菜水果。

3. 生活调护　根据气候变化及时加减衣物;适当体育锻炼,忌大汗淋漓;少去人多密集的地方,避免接触感染人群引起交叉感染;平时注意观察患儿精神和体温,一旦异常,立即就诊。

4. 口腔护理　早晚以及餐后应淡盐水漱口,以清除口腔病菌。漱口时要仰头含漱,使盐水充分冲洗咽部。

5. 心理护理　当今门诊患者众多,三级医疗机构相对不足,患儿反复生病,反复医院门诊就诊,甚至反复急诊求医,各种排队等候,各种抽血检查,肌肉注射,静脉给药等,都会给患儿及家长带来巨大的心理压力,更给家长的工作带来负面影响,烦躁、紧张、焦虑等负面情绪接踵而至,不利于疾病恢复。此时,家长要学会采用谈话疗法、呼吸疗法等调适自己的情绪,管理患儿的情绪,及时就疾病的相关知识向医务人员请教,提高对复感治疗的认知程度和配合程度。

星星的家长积极参加医院举办的家长课堂,在复感微信群交流治疗体会,掌握了复感的家庭调护知识,而且懂得了复感治疗需要避免"三天打鱼两天晒网",对于疾病的恢复产生了良性影响,三期配合,一鼓作气,彻底治愈,截断反复。

三、反复呼吸道感染——瘥后防复相关知识

·如何实现反复呼吸道感染的瘥后防复?·

反复呼吸道感染的临床治愈,是指呼吸道感染次数减少,不再复合复感的判断条件,但并不代表从此不再会发生急性呼吸道感染。因此,在复感初愈的一段时间内,仍要重视平时的摄生调护,同时坚持伏九敷贴,四时辨体捏脊等外治法增强体质,避免重新陷入复感的恶性循环。

·如何认识免疫系统的功能?·

免疫力来自免疫系统,免疫系统具有免疫防御、免疫自稳和免疫监视三大功能。表2可以帮助理解人体免疫系统的功能,进而认识到"好的免疫力"其实是一种平衡。

表2 免疫系统的功能

免疫功能	正常时对健康有益	异常时对健康有害
免疫防御	识别并清除外来入侵的病毒、细菌等抗原性异物,即表现为抗感染	过度时:可发生超敏反应 低下时:可发生反复呼吸道感染 缺失时:可发生免疫缺陷病
免疫自稳	清除体内损伤、衰老、变性的细胞和免疫复合物等异物,而对自身组织成分表现为耐受	过度时:可能患类风湿性关节炎等 低下时:可发生生理功能紊乱或自身免疫性疾病
免疫监视	及时识别并清除体内突变、畸变和被病毒感染的细胞	过度时:可发生病毒持续感染 低下时:可发生肿瘤

·如何区分免疫力的"好朋友"和"敌人"?·

"好的免疫力"均来源于生活行为方式,所谓"精神内守,病安从来"讲的就是这个道理。表3列举了一些免疫力的"好朋友"和"敌人",帮助理解。

| 表3　免疫力的"好朋友"和"敌人" ||
免疫力的"好朋友"	免疫力的"敌人"
健康均衡的饮食(包括母乳喂养)	不健康和不均衡的饮食(包括过早添加配方奶粉、过分依赖再加工食物等)
生活规律和充足的睡眠	生活不规律和睡眠不足
适当锻炼	缺乏锻炼
按时预防接种	不规范的预防接种
必要的清洁和良好的卫生习惯	不注意或过度的清洁和不好的卫生习惯
允许生一些小病和合理用药	盲目进补和不必要的用药(尤其抗生素)
合适的穿着	天热时贪凉和天凉时过度保暖
母亲妊娠期身心健康和自然分娩	母亲妊娠期的各种风险和不必要的剖宫产
乐观积极的心态	环境污染和吸二手、三手烟等

· 儿童容易呼吸道感染是因为免疫力低下吗? ·

容易呼吸道感染不一定是因为免疫力水平低下所致,也可能由于免疫功能紊乱而引起,但免疫力水平低下一定容易导致呼吸道感染。因此说,患儿自身免疫力的强弱是发生复感的相对而不是绝对的危险因素,致病邪气的强弱、治疗时机与方法的正确与否等均需要考虑在内。

通常在没有客观依据的情况下,不能轻易判断免疫功能低下,更不能把过敏和免疫功能低下混为一谈。免疫功能真正低下的患儿占少数。判断免疫功能低下,要有反复、严重感染的事实,并具备血液免疫学检查的证据。也就是说,如果真的出现了反复、严重的感染,须在血液免疫学检查提示免疫球蛋白或T淋巴细胞亚群或补体偏低时才能诊断免疫功能缺陷。

星星既往无原发性免疫疾病,迁延期检测免疫指标,血清IgG、

IgA、IgM 偏低，T 细胞 CD4/CD8 比值低于正常范围，经过中医药内服加外治治疗，复测各项免疫指标均在正常范围内，考虑星星的复感与自身免疫功能低下互为因果，一旦感染控制，免疫功能即得到恢复。

· 复感治愈后需要口服免疫增强剂提高免疫力吗？ ·

复感治愈后，首先要检测患儿的免疫指标，明确是否仍然存在免疫功能低下或缺陷。若免疫指标正常，无需使用免疫增强剂。若免疫指标偏低，要定期观察是否处于缓慢上升阶段，对于持续偏低不升的，为避免再次陷入复感，可适当使用免疫增强剂；对于缓慢上升的，可以动态观察，必要时再考虑使用免疫增强剂。至于免疫增强剂的选择，可以选用西药制剂，如泛福舒、匹多莫德等；也可以在辨证的基础上，选用中药制剂，如玉屏风散、六君子口服液等。需要注意的是，部分患儿使用西药免疫增强剂，或可引起过敏反应，需谨慎使用。

星星复感临床痊愈后，复测各项免疫指标均在正常范围内，随访 1 年，未见呼吸道感染反复发作，因此无需口服免疫增强剂。

· 日常生活中常见的过敏反应有哪些？ ·

1. 皮肤过敏反应　皮肤瘙痒，手掌瘙痒最明显，唇、舌、四肢末梢麻木，个别儿童可有短暂性皮肤苍白、畏寒等表现，继而出现皮疹，多为风团样，迅速出现，随着其他过敏现象的出现，风团样皮疹逐渐消退。

2. 呼吸系统过敏反应　最早出现鼻腔、咽喉及耳道刺痒感，随后出现刺激性咳嗽，鼻腔、气管内水样分泌物，连续喷嚏，声音嘶哑，气短，胸闷，哮喘发作，重者出现发绀，缺氧表现。

3. 消化系统过敏反应　常见有恶心、呕吐，咽部阻塞感，继而出现腹胀、腹痛、腹泻，严重可有便血及大便失禁。

4. 心血管系统过敏反应　首先是心慌、出汗、面色苍白，脉搏快而弱，随之出现血压下降、意识丧失等休克的表现，有的患儿会出现心律不齐、传导阻滞，甚至心肌梗死，最严重可因心跳停止或严重的器官缺氧而死亡。以休克为主要表现的过敏反应称过敏性休克，这是一类严重的过敏反应，常在药物注射及有剧毒的昆虫叮咬、蜇伤 30 分钟之内发生，又称急性过敏反应，多数在接触的当时发生，短者不到 1 分钟。

· 如何预防过敏的发生？·

1. 提倡母乳喂养、合理饮食　对婴儿坚持母乳喂养可使其以后患过敏性疾病的概率大大减少。此外，家长要督促孩子养成良好的饮食习惯，定时定量进食，避免过饥过饱、暴饮暴食而导致胃肠功能失调，造成食物大分子吸收体内而增加过敏发生的机会。

2. 多途径增强机体免疫力　适当锻炼、保持充足睡眠，让机体有充分时间吸收养分，进行新陈代谢。把控情绪，保持心情愉悦，避免精神压力过大而导致自主神经功能紊乱，影响免疫水平的正常维持。

3. 注重日常生活护理　如果直系亲属是过敏体质，遗传概率较高。此类家庭建议不饲养宠物；不使用刺激呼吸道及皮肤黏膜的物质作家居用品、建材装饰材料；定期清洁空调；尽量避免使用成分复杂的美容护肤品；对花粉过敏者，可在花粉飘散季节戴上口罩或眼镜等加以防护；营造少尘环境，包括桌面摆放的书籍、纸张，不宜长期裸露在空气中，毛毯外套以布罩，不用荞麦皮、茶叶屑或谷皮作枕芯等；少去或不去蚊虫较多的区域玩耍；禁止使用已经明确过敏的药物。

4. 进行过敏原测试　对于不明确具体过敏物质的儿童，建议到医院进行过敏原测试，可在预防中提供帮助。医院可以检测常见的过敏原，如花粉、粉尘、螨虫、动物皮屑等吸入性过敏原；牛奶、鸡蛋、鱼虾、牛羊肉、某些蔬菜、水果、坚果等食物性过敏原；青霉素、疫苗、蚊子或蜜蜂等昆虫叮咬液等注射性过敏原。

此外，家长平时注意观察。如果每次发作都与某一固定物质和环境有关，如冷空气、热空气，可能它就是过敏原；如果更换生活居住地发生过敏症状，可能地域环境是导致过敏的因素；睡觉时打喷嚏、流清水涕，可能与床上用品甚至床的材料有关，勤洗勤换，尽量避免刺激。

· 复感治愈后是否还需要家庭调护？·

复感治愈并不代表从此不再会发生急性呼吸道感染，从此不会出现感染的反复，只要不注重摄生调摄和体质调养，还是有可能重新变成复感的。因此，复感治愈并不代表家庭调护的终结，而是要继续实施。

1. 建立合适居处环境　室外空气洁净、温度适宜时，建议每天开窗通风,同时保持室内的空气湿度;床单被褥要勤洗勤晒;打扫卫生时尽量避免尘土飞扬;室内尽量减少放置或饲养可能引起过敏的物品或小动物。

2. 关注孩子情绪变化 孩子不论大小,均有丰富的情感活动和思维特点,对其教育应掌握宽严适度的原则,细心呵护和引导,既不过度溺爱,又不过分严苛,给孩子营造一个精神放松的成长环境,避免又因不良情绪的刺激而使机体免疫力下降,导致呼吸道感染反复发生。

3. 培养良好卫生习惯 孩子不懂规避污物是引起感染的重要原因,因此,要教会孩子勤洗手,勿乱揉鼻子和眼睛,平日注意口腔清洁,淡盐水漱口。

4. 培养良好饮食习惯 鼓励孩子按时按需进餐,不挑食,不偏食,饮食营养均衡,多食蔬菜水果;保证每天的主食分量,避免因主食量不足,胃排空时间按缩短,以零食充饥。

5. 注重孩子劳逸结合 气候适宜时应多晒太阳和进行户外活动,如郊游、乡间漫步等;根据孩子年龄和体质特点,适当体育锻炼,汗后及时擦干,避免大汗过汗,避免汗后当风。运动后汗出过多者,可在其前后胸部使用吸汗巾或小毛巾防止内衣潮湿。

6. 根据气温加减衣物 要根据气候变化随时增减衣服;不要给儿童穿得过多(即使在冬季降温时也不宜穿得过多),被子也不宜太厚。

7. 避免接触感染源 外出避免接触污染用物;在呼吸道感染流行季节,尽量不去人群拥挤的公共场所,避免交叉感染;必要时预防性服用中草药汤药或其他制剂,预防感染。

主要参考文献

毕道濯. 小儿发热疾病防治. 北京：金盾出版社,2011.

胡仪吉. 反复呼吸道感染的诊断标准. 中华儿科杂志,1999,26(1)：40.

金玉莲. 实用家庭育儿百科. 合肥：安徽科学技术出版社,2014.

林立,李昌崇. 儿童反复呼吸道感染判断条件和防治. 中华实用儿科临床杂志,2017,32(4)：249－252.

孟平英,郑速征. 反复呼吸道感染患儿免疫功能变化分析. 中华实用诊断与治疗杂志,2013,27(7)：718－719.

田常英. 小儿推拿实用技法. 北京：人民卫生出版社,2015.

汪受传. 虞坚尔. 中医儿科学. 9版. 北京：中国中医药出版社,2012：5－20.

王卫平. 儿科学. 8版. 北京：人民卫生出版社,2013.

王晓川,申昆玲. 反复呼吸道感染临床诊治路径. 中国实用儿科杂志,2016,10.

于天源,孟丽华. 中医外治技术. 北京：中国中医药出版社,2016.

张亚梅,张天宇. 实用小儿耳鼻咽喉科学. 北京：人民卫生出版社,2011：245－258.

中华耳鼻咽喉头颈外科杂志编委会,中华医学会耳鼻咽喉头颈外科学分会鼻科学组. 变应性鼻炎诊断和治疗指南. 中华耳鼻咽喉头颈外科杂志,2009,44(12)：977－978.

中华中医药学会. 中医儿科常见病诊疗指南. 北京：中国中医药出版社,2012.

Burton MJ, Glasziou PP, Chong LY, et al. Tonsillectomy or adenotonsillectomy versus non-surgical treatment for chronic/recurrent acute tonsillitis. Cochrane database of Systematic Reviews 2014, issue 11. Art. No. : CD001802.

Schaad UB. Susanna E, Cem HR. Diagnosis and management of recurrent respiratory tract infections in children: a practical guide. Arch Pediatr Infect Dis, 2016, 4(1): e31039.

主 编 信 息

· **基本信息** ·

霍莉莉,女,主任医师,医学博士,硕士研究生导师,副教授,国内访问学者。中华中医药学会亚健康分会常务委员,中华中医药学会治未病分会常务委员,世界中医药学会联合会外治方法技术专业委员会常务理事,中国中医药信息研究会名医学术传承信息化分会常务理事,上海中医药学会治未病分会常务委员,上海市中西医结合学会儿科专业委员会委员,上海市中医药学会科普工作委员会委员,中国中医药研究促进会专科专病建设工作委员会委员,世界卫生组织ICD-11传统医学项目组(中国)成员,上海市住院医师规范化培训结业综合考核考官,上海市专科医师规范化培训中医儿科考核考官,上海市虹口区"治未病"中心特聘专家,上海市虹口区中医质控专家,上海星尚频道X诊所特邀专家。入选"国家中医药传承与创新百千万人才工程第四批中医优秀人才""中医大师传承人才培养计划""上海市三年行动计划-传统中医人才培养"计划。主持/完成国家级课题2项,省部级课题5项,局级课题3项,获得中华中医药学会科学技术奖二等奖、上海市中西医结合科学技术奖二等奖、第四届上海中医药科技奖成果推广奖各1项,1项教育部科学技术成果和3项上海市科学技术成果,参编著作2部,发表相关学术论文近30篇。

· **擅长领域** ·

从事中医儿科专业医疗、教学、科研近二十年,主要研究方向为体质调理、亚健康调养,发热,反复呼吸道感染,扁桃体炎、咳喘,厌食,便秘,泄泻,发育行为疾病等。

· **门诊时间** ·

专家门诊:每周二上午、每周四下午。